经典中医启蒙诵读丛书

周 羚 主编

仲景方使用手册

主 编　周　羚　王冠一　孙志文
副主编　曹　艺　王英政　文宇鹏

U0189067

中国科学技术出版社
·北　京·

图书在版编目（CIP）数据

仲景方使用手册 / 周羚，王冠一，孙志文主编. —北京：中国科学技术
出版社，2023.3

（经典中医启蒙诵读丛书 / 周羚主编）

ISBN 978-7-5046-9075-3

Ⅰ.①仲… Ⅱ.①周…②王…③孙… Ⅲ.①方书－汇编－中国－古代
Ⅳ.① R289.2

中国版本图书馆 CIP 数据核字（2021）第 110381 号

策划编辑	韩　翔
责任编辑	王久红
文字编辑	秦萍萍　靳　羽
装帧设计	华图文轩
责任印制	徐　飞

出　　版	中国科学技术出版社
发　　行	中国科学技术出版社有限公司发行部
地　　址	北京市海淀区中关村南大街 16 号
邮　　编	100081
发行电话	010-62173865
传　　真	010-62179148
网　　址	http://www.cspbooks.com.cn

开　　本	880mm×1230mm　1/64
字　　数	188 千字
印　　张	5
版　　次	2023 年 3 月第 1 版
印　　次	2023 年 3 月第 1 次印刷
印　　刷	北京长宁印刷有限公司
书　　号	ISBN 978-7-5046-9075-3/R• 2747
定　　价	29.80 元

内容提要

本书将张仲景所著的《桂林本伤寒杂病论》《伤寒论》《金匮要略方论》和许叔微所著的《伤寒百证歌》进行了汇编。全书分为两篇。上篇以张仲景书中所载方剂为纲，按首字笔画排序，方便读者检索，并摘录了古籍中的方药和相关的重点条文；下篇以《伤寒百证歌》中的一百个病证为纲，提炼仲景诊治的精髓。

本书所载的条文、歌诀适合读者背诵，所载内容可直接指导医生临床诊断、用药，是一本中医院校师生、中医临床医生和中医药爱好者必备的参考书。

前　言

仲景方为方药的应用开了法门，这些方剂用药精专、组方严谨、疗效卓著，李东垣曾言："易水张元素云，仲景方为万世法，号群方之祖。"经过两千多年漫长的历史实践，仲景方以其广泛的适应性而显示了它的生命力。

本书上篇对仲景方剂依查询便利做了归纳，分别摘录了宋本《伤寒论》、明本《金匮要略方论》和桂林古本《伤寒杂病论》中各方剂的条文。不同版本的方药略有出入，也做了相应注释，方便读者比对。下篇载许叔微大学士所著《伤寒百证歌》，此书引注仲景之言，推明仲景之意，将复杂的理论，用简单的语言歌诀概括，又从实践角度归纳辨证，使人豁然开朗，易于读者掌握。十分利于临床医者研读、背诵，故一并收录于此。

为了尽量展现古书原貌，与今通用有异之处，不做修改。

周　羚　王冠一

目　录

上篇　仲景方条文

六 画 ·············· 079

拾

拾壹

拾贰

拾叁

拾肆

拾伍

拾陆

拾柒

下 篇 伤寒百证歌

上 篇　仲景方条文

一 画

一物瓜蒂汤

瓜蒂二十个

上锉，以水一升，煮取五合，去滓，顿服。

对应条文

● 太阳中暍，身热疼重，而脉微弱，此以复月伤冷水，水行皮中所致也。一物瓜蒂汤主之。（《金匮要略方论·痉湿暍病脉证治第二》）

● 治诸黄。（《金匮要略方论·黄疸病脉证并治第十五》）

二 画

十枣汤

芫花（熬）　甘遂　大戟　大枣十枚（掰）

上上三味等分，各别捣为散。以水一升半，先煮大枣肥者十枚，取八合，去滓，内药末，强人服一钱匕，羸人服半钱，温服之，平旦服。若下少病不除者，明日更服，加半钱，得快下利后，糜粥自养。

001

对应条文

● 太阳中风，下利，呕逆，表解者，乃可攻之。其人漐漐汗出，发作有时，头痛，心下痞，鞕满，引胁下痛，干呕，短气，汗出，不恶寒者，此表解里未和也，十枣汤主之。（《伤寒论·辨太阳病脉证并治下第七》）

病悬饮者，十枣汤主之。（《金匮要略方论·痰饮咳嗽病脉证并治第十二》）

● 咳家其脉弦，为有水，十枣汤主之。（同上）

● 夫有支饮家，咳烦胸中痛者，不卒死，至一百日，一岁，宜十枣汤。（同上）

● 咳家其脉弦者，此为有水，十枣汤主之。（《桂林本·伤寒杂病论·辨咳嗽水饮黄汗历节病脉证并治》）

● 悬饮内痛，脉沉而弦者，十枣汤主之。（同上）

人参汤

人参　甘草　干姜　白术　各三两

上四味，以水八升，煮取三升，温服一升，日三服。

对应条文

● 胸痹心中痞，留气结在胸，胸满，胁下逆抢心，枳实薤白桂枝汤主之；人参汤亦主之。（《金匮要略方论·胸痹心痛短气病脉证治第九》）

人参石膏汤

人参三两　石膏一斤（碎，绵裹）　竹叶一把　黄连一两　半夏半升（洗）

上五味，以水六升，煮取三升，去滓，温服一升，日三服。

对应条文

● 伤暑，脉弱，口渴，大汗出，头晕者，人参石膏汤主之。（《桂林本伤寒杂病论·伤暑脉证并治》）

人参附子汤

人参二两　附子一枚　干姜二枚（炮）　半夏半升　阿胶二两　柏叶三两

上六味，以水六升，煮取二升，去滓，纳胶烊消，温服一升，日再服。

对应条文

● 伤寒六七日，大下后，寸脉沉而迟，手足厥逆，下部脉不至，咽喉不利，唾脓血，泄利不止者，为难治，人参附子汤主之；不差，复以人参干姜汤与之。（《桂林本伤寒杂病论·辨厥阴病脉证并治》）

人参干姜汤

人参二两　附子一枚　干姜三两　桂枝二两（去皮）　甘草二两（炙）

上五味，以水二升，煮取一升，去滓，温顿服之。

对应条文

● 伤寒六七日，大下后，寸脉沉而迟，手足厥逆，下部脉不至，咽喉不利，唾脓血，泄利不止者，为难治，人参附子汤主之；不差，复以人参干姜汤与之。（《桂林

人参白术芍药甘草汤

人参三两　白术三两　芍药三两　甘草二两（炙）

上四味，以水五升，煮取三升，去滓，温服一升，日三服。

对应条文

● 太阴病，下利，口渴，脉虚而微数者，此津液伤也，宜人参白术芍药甘草汤。（《桂林本伤寒杂病论·辨太阴病脉证并治》）

人参地黄龙骨牡蛎茯苓汤

人参三两　地黄半斤　龙骨三两　牡蛎四两　茯苓四两

上五味，以水一斗，煮取三升，分温三服。

对应条文

● 太阳病中风，以火劫发汗，邪风被火热，血气流溢，失其常度，两阳相熏灼，其身发黄。阳盛则欲衄，阴虚小便难，阴阳俱虚竭，身体则枯燥。但头汗出，剂颈而还，腹满微喘，口干咽烂，或不大便，久则谵语，甚者至哕，手足躁扰，捻衣摸床，小便利者，其人可治。宜人参地黄龙骨牡蛎茯苓汤。（《桂林本伤寒杂病论·辨太阳病脉证并治中》）

九痛丸

附子三两（炮）　生狼牙一两（炙香）　巴豆一两（去

皮心，熬，研如脂） 人参 干姜 吴茱萸各一两

上六味，末之，炼蜜丸如桐子大，酒下，强人初服三丸，日三服，弱者二丸。兼治卒中恶，腹胀痛，口不能言。又连年积冷，流主心胸痛，并冷肿上气，落马坠车血疾等，皆主之，忌口如常法。

《桂林本伤寒杂病论》：附子三两 狼毒四两 巴豆一两（去皮心，熬，研如脂） 人参一两 干姜一两 吴茱萸一两

上六味，末之，蜜丸如梧桐子大，酒下，强人初服三丸，日三服，弱者二二丸。

对应条文

● 治九种心痛。(《金匮要略方论·胸痹心痛短气病脉证治第九》)

三　画

三物备急丸

见《千金》司空裴秀为散用亦可。先和成汁，乃倾口中，令从齿间得入，至良验。

大黄一两 干姜一两 巴豆一两（去皮心熬，外研如脂）

上药各须精新，先捣大黄、干姜为末，研巴豆内中，合治一千杵，用为散，蜜和丸亦佳，密器中贮之，莫令歇。主心诸卒暴百病，若中恶客忤，心腹胀满，卒痛如锥刺，气急口噤，停尸卒死者，以暖水苦酒服大豆许三四丸，

或不下，捧头起，灌令下咽，须臾当差，如未差，更与三丸，当腹中鸣，即吐下便差。若口噤，亦须折齿灌之。

三物黄芩汤（《千金》）

黄芩一两　苦参二两　干地黄四两

上三味，以水八升，煮取二升，温服一升，多吐下虫。

对应条文

●《千金》三物黄芩汤　治妇人在草蓐，自发露得风。四肢苦烦热，头痛者，与小柴胡汤，头不痛但烦者，此汤主之。（《金匮要略方论·妇人产后病脉证治第二十一》）

三黄汤（《千金》）

麻黄五分　独活四分　细辛二分　黄芪三分　黄芩三分

上五味，以水六升，煮取二升，分温三服，一服小汗，二服大汗，心热加大黄二分，腹满加枳实一枚，气逆加人参三分，悸加牡蛎三分，渴加栝蒌根三分，先有寒，加附子一枚。

对应条文

● 治中风手足拘急，百节疼痛，烦热心乱，恶寒，经日不欲饮食。（《金匮要略方论·中风历节病脉证并治第五》）

干姜人参半夏丸

干姜一两　人参一两　半夏二两

上三味，末之，以生姜汁糊为丸，如梧子大，饮服十九，日三服。

对应条文

● 妊娠呕吐不止，干姜人参半夏丸主之。（《金匮要略方论·妇人妊娠病脉证并治第二十》）

干姜附子汤

干姜一两　附子一枚（生用，去皮，破八片）

上二味，以水三升，煮取一升，去滓，顿服。

对应条文

● 下之后，复发汗，昼日烦躁，不得眠，夜而安静，不呕不渴，无表证，脉沉微，身无大热者，干姜附子汤主之。（《伤寒论·辨太阳病脉证并治中第六》）

干姜黄芩黄连人参汤

干姜三两　黄芩三两　黄连三两　人参三两

上四味，以水六升，煮取二升，去滓，分温再服。

对应条文

● 伤寒，本自寒下，医复吐、下之，寒格，更逆吐、下，麻黄升麻汤主之；若食入口即吐，干姜黄芩黄连人参汤主之。（《桂林本伤寒杂病论·辨厥阴病脉证并治》）

干姜黄连黄芩人参汤

干姜　黄连　黄芩　人参各三两

上四味，以水六升，煮取二升，去滓，分温再服。

对应条文

● 伤寒本自寒下，医复吐下之，寒格，更逆吐下；若食入口即吐，干姜黄连黄芩人参汤主之。（《伤寒论·辨厥阴病脉证并治第十二》）

土瓜根散 *（阴癩肿亦主之）

土瓜根　芍药　桂枝　䗪虫各三两

上四味，杵为散，酒服方寸匕，日三服。

《桂枝本·伤寒杂病论》：王瓜根三分　芍药三分　桂枝三分　䗪虫三枚

上四味，杵为散，酒服方寸匙，日三服。

对应条文

● 带下，经水不利，少腹满痛，经一月再见者，土瓜根散主治。（《金匮要略方论·妇人杂病脉证并治第二十二》）

● 经水不利，少腹满痛，或一月再经者，王瓜根散主之。阴肿者，亦主之（《桂林本伤寒杂病论·辨妇人各病脉证并治》）

下瘀血汤

大黄二两　桃仁二十枚　䗪虫二十枚（熬，去足）

上三味，末之，炼蜜和为四丸，以酒一升，煎一丸，取八合，顿服之，新血下如豚肝。

———————————

* 土瓜根散，桂林本作王瓜根散。

008

对应条文

● 师曰：产妇腹痛，法当以枳实芍药散，假令不愈者，此为腹中有干血着脐下，宜下瘀血汤主之；亦主经水不利。（《金匮要略方论·妇人产后病脉证治第二十一》）

● 病人如有热状，烦满，口干燥而渴，其脉反无热，此为阴伏，是瘀血也，当下之，宜下瘀血汤。（《桂林本伤寒杂病论·辨瘀血吐衄下血疮痈病脉证并治》）

● 师曰：产后腹痛，法当以枳实、芍药散；假令不愈，必腹中有瘀血着脐下也，下瘀血汤主之。（《桂林本伤寒杂病论·辨妇人各病脉证并治》）

大乌头煎

乌头大者五枚（熬去皮，不㕮咀）

上以水三升，煮取一升，去滓，内蜜二升，煎令水气尽，取二升，强人服七合，弱人服五合。不差，明日更服，不可一日再服。

对应条文

● 寒疝绕脐痛，若发则白汗出，手足厥冷，其脉沉弦者，大乌头煎主之。（《金匮要略方论·腹满寒疝宿食病脉证治第十》）

● 厥阴病，脉弦而紧，弦则卫气不行，紧则不欲食，邪正相搏，即为寒疝，绕脐而痛，手足厥冷，是其候也；脉沉紧者，大乌头煎主之。（《桂林本伤寒杂病论·辨厥阴病脉证并治》）

大半夏汤

半夏二升（洗完用）　人参三两　白蜜一升

上三味，以水一斗二升，和蜜扬之二百四十遍，煮取二升半，温服一升，余分再服。

对应条文

● 胃反呕吐者，大半夏汤主之。（《千金》云：治胃反不受食，食入即吐。《外台》云：治呕心下痞鞕者）（《金匮要略方论·呕吐哕下利病脉证治第十七》）

大青龙汤

麻黄六两（去节）　桂枝二两（去皮）　甘草二两（炙）　杏仁四十个（去皮尖）　生姜三两（切）　大枣十二枚（劈）　石膏如鸡子大（碎）

上七味，以水九升，先煮麻黄，减二升，去上沫，内诸药，煮取三升，去滓，温服一升，取微似汗，汗出多者，温粉扑之。一服汗者，停后服。汗多亡阳，遂虚，恶风烦躁，不得眠也。

对应条文

● 太阳中风，脉浮紧，发热恶寒，身疼痛，不汗出而烦躁者，大青龙汤主之。若脉微弱，汗出恶风者，不可服。服之则厥逆，筋惕肉瞤，此为逆也。（《伤寒论·辨太阳病脉证并治中第六》）

● 伤寒脉浮缓，身不疼，但重，乍有轻时，无少阴证者，大青龙汤发之。（同上）

- 病溢饮者，当发其汗，大青龙汤主之，小青龙汤亦主之。(《金匮要略方论·痰饮咳嗽病脉证并治第十二》)

- 太阳伤寒，脉浮紧，发热恶寒，身疼痛，不汗出而烦躁者，大青龙汤主之。若脉微弱，汗出恶风者，不可服之。服之则厥逆，筋惕肉瞤，此为逆也。(《桂林本·伤寒杂病论·辨太阳病脉证并治中》)

- 太阳中风，脉浮缓，身不疼，但重，乍有轻时，无少阴证者，大青龙汤发之。(同上)

- 病溢饮者，当发其汗，大青龙汤主之，小青龙汤亦主之。(《桂林本伤寒杂病论·辨咳嗽水饮黄汗历节病脉证并治》)

大青龙加附子汤

麻黄六两（去节）　桂枝二两（去皮）　甘草二两（炙）杏仁四十枚（去皮尖）　生姜三两（切）　大枣十枚（劈）石膏如鸡子大　附子一枚（炮，去皮，破八片）

上八味，以水九升，先煮麻黄减二升，去上沫，纳诸药，煮取三升，去滓，温服一升，取微似汗，汗出多者温粉粉之，一服汗者，停后服；若复服汗多亡阳，遂虚，恶风烦躁不得眠也。

对应条文

- 若两感于寒者，一日太阳受之，即与少阴俱病，则头痛、口干、烦满而渴，脉时浮时沉，时数时细，大青龙汤加附子主之。(《桂林本伤寒杂病论·伤寒例》)

大建中汤

蜀椒二合（去汗）　干姜四两　人参二两

上三味，以水四升，煮取二升，去滓，内胶饴一升，微火煎取一升半，分温再服；如一炊顷，可饮粥二升，后更服，当一日食糜，温覆之。

《桂林本伤寒杂病论》：蜀椒二合去目汗　干姜四两　人参一两　胶饴一升

对应条文

● 心胸中大寒痛，呕不能饮食，腹中寒，上冲皮起，出见有头足，上下痛而不可触近，大建中汤主之。（《金匮要略方论·腹满寒疝宿食病脉证治第十》）

● 阳明病，腹中寒痛，呕不能食，有物突起，如见头足，痛不可近者，大建中汤主之。（《桂林本·伤寒杂病论·辨阳明病脉证并治》）

大承气汤

大黄四两（酒洗）　厚朴半斤（炙，去皮）　枳实五枚（炙）　芒硝三合

上四味，以水一斗，先煮二物，取五升，去滓，内大黄，更煮取二升，去滓，内芒硝，更上微火一两沸，分温再服。得下，余勿服。

对应条文

● 阳明病脉迟，虽汗出，不恶寒者，其身必重，短气腹满而喘，有潮热者，此外欲解，可攻里也，手足濈

然而汗出者，此大便已鞕也，大承气汤主之；若汗多微发热恶寒者，外未解也，其热不潮，未可与承气汤；若腹大满不通者，可与小承气汤，微和胃气，勿令大泄下。（《伤寒论·辨阳明病脉证并治法第八》）

● 阳明病，潮热，大便微鞕者，可与大承气汤；不鞕者，不与。若不大便六七日，恐有燥屎，欲知之法，少与小承气汤，汤入腹中，转矢气者，此有燥屎，乃可攻之；若不转矢气者，此但初头鞕，后必溏，不可攻之，攻之，必胀满不能食也。欲饮水者，与水则哕。其后发热者，必大便复鞕而少也，以小承气汤和之。不转矢气者，慎不可攻也。（同上）

● 伤寒若吐、若下后，不解，不大便五六日，上至十余日，日晡所发潮热，不恶寒，独语如见鬼状。若剧者，发则不识人，循衣摸床，惕而不安，微喘直视，脉弦者生，涩者死，微者但发热谵语者，大承气汤主之，若一服利，止后服。（同上）

● 阳明病，谵语有潮热，反不能食者，胃中必有燥屎五六枚也。若能食者，但鞕耳，宜大承气汤下之。（同上）

● 汗出谵语者，以有燥屎在胃中，此为风也，须下之，过经乃可下之。下之若早，语言必乱，以表虚里实故也。下之则愈，宜大承气汤。（同上）

● 二阳并病，太阳证罢，但发潮热，手足濈濈汗出，大便难而谵语者，下之则愈，宜大承气汤。（同上）

● 阳明病，下之，心中懊憹而烦，胃中有燥屎者可

攻。腹微满，初头鞭，后必溏，不可攻之。若有燥屎者，宜大承气汤。（同上）

● 病人烦热，汗出则解，又如疟状，日晡所发热者，属阳明也。脉实者宜下之；脉浮虚者，宜发汗。下之与大承气汤，发汗宜桂枝汤。（同上）

● 大下后，六七日不大便，烦不解，腹满痛者，此有燥屎也。所以然者，本有宿食故也，宜大承气汤。（同上）

● 病人小便不利，大便乍难乍易，时有微热，喘冒不能卧者，有燥屎也，宜大承气汤。（同上）

● 得病二三日，脉弱，无太阳柴胡证，烦躁，心下鞭，至四五日，虽能食，以小承气汤少少与，微和之，令小安，至六日，与承气汤一升。若不大便六七日，小便少者，虽不能食，但初头鞭，后必溏，未定成鞭，攻之必溏，须小便利，屎定鞭，乃可攻之，宜大承气汤。（同上）

● 伤寒六七日，目中不了了，睛不和，无表里证，大便难，身微热者，此为实也。急下之，宜大承气汤。（同上）

● 发热，阳明汗多者，急下之，宜大承气汤。（同上）

● 发汗不解，腹满痛者，急下之，宜大承气汤（同上）

● 腹满不减，减不足言，当下之，宜大承气汤。（同上）

● 阳明少阳合病，必下利。其脉不负者，顺也；负者，失也。互相克贼，名为负也。脉滑而数者，有宿食也，当下之，宜大承气汤。（同上）

● 少阴病，得之二三日，口燥咽干者，急下之，宜大承气汤。（《伤寒论·辨少阴病脉证并治第十一》）

● 少阴病，自利清水，色纯青，心下必痛，口干燥者，急下之，宜大承气汤。（同上）

● 少阴病，六七日，腹胀不大便者，急下之，宜大承气汤。（同上）

● 下利，三部脉皆平，按之心下鞕者，急下之，宜大承气汤。（《伤寒论·辨可下病脉证并治第二十一》）

● 下利，脉迟而滑者，内实也。利未欲止，当下之，宜大承气汤。（同上）

● 问曰：人病有宿食，何以别之？

师曰：寸口脉浮而大，按之反涩，尺中亦微而涩，故知有宿食，当下之，宜大承气汤。（同上）

● 下利，不欲食者，以有宿食故也，当宜下之，与大承气汤。（同上）

● 下利差后，至其年月日复发者，以病不尽故也，当下之，宜大承气汤。（同上）

● 下利，脉反滑，当有所去，下之乃愈，宜大承气汤。（同上）

● 病腹中满痛者，此为实也，当下之，宜大承气汤。（同上）

● 脉双弦而迟者，必心下鞕。脉大而紧者，阳中有阴也，可以下之，宜大承气汤。（同上）

● 痉为病（一本痉字上有刚字），胸满口噤，卧不着席，脚挛急，必齘齿，可与大承气汤。（《金匮要略方论·痉湿暍病脉证第二》）

- 腹满不减，减不足言，当须下之，宜大承气汤。（《金匮要略方论·腹满寒疝宿食病脉证治第十》）

- 问曰：人病有宿食，何以别之？师曰：寸口脉浮而大，按之反涩，尺中亦微而涩，故知有宿食，大承气汤主之。（同上）

- 脉数而滑者实也，此有宿食，下之愈，宜大承气汤。（同上）

- 下利不饮食者，有宿食也，当下之，宜大承气汤。（同上）

- 下利，脉迟而滑者，实也，利去欲止，急下之，宜大承气汤。（《金匮要略方论·呕吐哕下利病脉证治第十七》）

- 下利，脉反滑者，当有所去，下乃愈，宜大承气汤。（同上）

- 下利已差，至其年月日时复发者，以病不尽故也，当下之，宜大承气汤。（同上）

- 病解能食，七八日更发热者，此为胃实，大承气汤主之。产后腹中疼痛，当归生姜羊肉汤主之；并治腹中寒疝虚劳不足。（《金匮要略方论·妇人产后病脉证治第二十一》）

- 产后七八日，无太阳证，少腹坚痛，此恶露不尽。不大便，烦躁发热，切脉微实，再倍发热，日晡时烦躁者，不食，食则谵语，至夜即愈，宜大承气汤主之。热在里，结在膀胱也。（同上）

● 阳明病，脉实，虽汗出，而不恶热者，其身必重，短气，腹满而喘，有潮热者，此外欲解可攻里也，手足濈然汗出者，此大便已鞕也，大承气汤主之；若汗多，微发热恶寒者，外未解也，其热不潮者，未可与承气汤；若腹大满不通者，可与小承气汤，微和胃气，勿令大泄下。（《桂林本伤寒杂病论·辨阳明病脉证并治》）

● 阳明病潮热，大便微鞕者，可以大承气汤；不鞕者不可与之。若不大便六七日，恐有燥屎，欲知之法，少与小承气汤；汤入腹中，转失气者，此有燥屎也，乃可攻之；若不转失气者，此但初头鞕，后必溏，不可攻之，攻之必胀满，不能食也，欲饮水者，与水则哕；其后发热者，必大便复鞕而少也，以小承气汤和之；不转失气者，慎不可攻也。（同上）

● 伤寒，若吐，若下后，不解，不大便五六日，上至十余日，日晡所发潮热，不恶寒，独语如见鬼状；若剧者，发则不识人，循衣摸床，惕而不安，微喘，直视；脉弦者生，涩者死；微者，但发热，谵语者，大承气汤主之。（同上）

● 阳明病，谵语，有潮热，反不能食者，胃中必有燥屎五六枚也，若能食者，但鞕尔，宜大承气汤下之。（同上）

● 阳明病，汗出，谵语者，以有燥屎在胃中，此为实也，须过经乃可下之；下之若早，语言必乱，以表虚里实故也，下之宜大承气汤。（同上）

● 二阳并病，太阳证罢，但发潮热，手足漐漐汗出，大便难而谵语者，下之则愈，宜大承气汤。（同上）

● 阳明病，下之，心中懊憹而烦，胃中有燥屎者，可攻；腹微满，大便初鞕后溏者，不可攻之，若有燥屎者宜大承气汤。（同上）

● 病人烦热，汗出则解，又如疟状，日晡所发热者，属阳明也；脉实者，宜下之；脉浮大者，宜发汗。下之与大承气汤；发汗宜桂枝汤。（同上）

● 病人小便不和，大便乍难乍易，时有微热，喘息不能卧者，有燥屎也，宜大承气汤。（同上）

● 得病二三日，脉弱，无太阳柴胡证，烦躁，心下鞕，至四五日，虽能食，以小承气汤少少与，微和之，令小安。至六日与小承气汤一升。若不大便六七日，小便少者，虽不大便，但初头鞕，后必溏，未定成鞕，攻之必溏，须小便利，屎定鞕，乃可攻之，宜大承气汤。（同上）

● 伤寒六七日，目中不了了，睛不和，无表里证，大便难，身微热者，此为实也，急下之，宜大承气汤。（同上）

● 阳明病，发热汗多者，急下之，宜大承气汤。（同上）

● 发汗，不解，腹满痛者，急下之，宜大承气汤。（同上）

● 腹满不减，减不足言，当下之，宜大承气汤。（同上）

● 阳明少阳合病，必下利，其脉不负者，为顺也；负者，失也。互相克贼，名为负也。脉滑而数者，有宿食也，当下之，宜大承气汤。（同上）

● 问曰：阳明宿食何以别之？

师曰：寸口脉浮而大，按之反涩，尺中亦微而涩，故知其有宿食也，大承气汤主之。（同上）

- 痉病，胸满，口噤，卧不着席，脚挛急，必齘齿，宜大承气汤。(《桂林本伤寒杂病论·辨痉阴阳易差后病脉证并治》)

- 郁冒病解，能食，七八日更发热者，此为胃实，大承气汤主之。(《桂林本伤寒杂病论·辨妇人各病脉证并治》)

大柴胡汤

柴胡半斤　黄芩三两　芍药三两　半夏半升（洗）生姜五两（切）　枳实四枚（炙）　大枣十二枚（擘）　大黄二两

上八味，以水一斗二升，煮取六升，去滓，再煎，温服一升，日三服。一方用大黄二两。若不加大黄，恐不为大柴胡汤也。

对应条文

- 太阳病，过经十余日，反二三下之，后四五日，柴胡证仍在者，先与小柴胡汤。呕不止，心下急，郁郁微烦者，为未解也，与大柴胡汤下之，则愈。(《伤寒论·辨太阳病脉证并治中第六》)

- 伤寒十余日，热结在里，复往来寒热者，与大柴胡汤。但结胸无大热者，此为水结在胸胁也，但头微汗出者，大陷胸汤主之。(《伤寒论·辨太阳病脉证并治下第七》)

- 伤寒，发热，汗出不解，心下痞鞕，呕吐而下利者，大柴胡汤主之。(同上)

- 伤寒后，脉沉。沉者，内实也，下解之，宜大柴胡汤。（《伤寒论·辨可下病脉证并治第二十一》）

- 按之心下满痛者，此为实也，当下之，宜大柴胡汤。（《金匮要略方论·腹满寒疝宿食病脉证治第十》）

- 传少阳，脉弦而急，口苦，咽干，头晕，目眩，往来寒热，热多寒少，宜小柴胡汤，不差与大柴胡汤。（《桂林本伤寒杂病论·伤寒例》）

- 诸黄，腹痛而呕者，宜大柴胡汤。（《桂林本伤寒杂病论·辨阳明病脉证并治》）

大陷胸丸

大黄半斤　葶苈半升（熬）　芒硝半升　杏仁半升（去皮尖，熬黑）

上四味，捣筛二味，内杏仁、芒硝，合研如脂，和散，取如弹丸一枚；别捣甘遂末一钱匕，白蜜二合，水二升，煮取一升，温顿服之，一宿乃下，如不下更服，取下为效，禁如药法。

对应条文

- 结胸者，项亦强，如柔痉状。下之则和，宜大陷胸丸。（《伤寒论·辨太阳病脉证并治下第七》）

大陷胸汤

大黄六两（去皮）　芒硝一升　甘遂一钱

上三味，以水六升，先煮大黄，取二升，去滓，内芒硝，煮一两沸，内甘遂末，温服一升，得快利，止后服。

对应条文

- 太阳病，脉浮而动数，浮则为风，数则为热，动则为痛，数则为虚，头痛发热，微盗汗出而反恶寒者，表未解也。医反下之，动数变迟，膈内拒痛（一云：头痛即眩），胃中空虚，客气动膈，短气躁烦，心中懊侬，阳气内陷，心下因鞕，则为结胸，大陷胸汤主之。若不结胸，但头汗出，余处无汗，剂颈而还，小便不利，身必发黄也。（《伤寒论·辨太阳病脉证并治下第七》）

- 伤寒六七日，结胸热实，脉沉而紧，心下痛，按之石鞕者，大陷胸汤主之。（同上）

- 伤寒十余日，热结在里，复往来寒热者，与大柴胡汤。但结胸无大热者，此为水结在胸胁也，但头微汗出者，大陷胸汤主之。（同上）

- 太阳病，重发汗，而复下之，不大便五六日，舌上燥而渴，日晡所小有潮热（一云：日晡所发心胸大烦），从心下至少腹，鞕满而痛，不可近者，大陷胸汤主之。（同上）

- 伤寒五六日，呕而发热者，柴胡汤证具，而以他药下之，柴胡证仍在者，复与柴胡汤。此虽已下之，不为逆，必蒸蒸而振，却发热汗出而解。若心下满，而鞕痛者，此为结胸也，大陷胸汤主之；但满而不痛者，此为痞，柴胡不中与之，宜半夏泻心汤。（同上）

大黄甘草汤

大黄四两　甘草一两

上二味，以水三升，煮取一升，分温再服。

对应条文

● 食已即吐者，大黄甘草汤主之。(《外台》方，又治吐水)(《金匮要略方论·呕吐哕下利病脉证治第十七》)

大黄甘遂汤

大黄四两　甘遂二两　阿胶二两

上三味，以水三升，煮取一升，顿服之，其血当下。

对应条文

● 妇人少腹满如敦状，小便微难而不渴，生后者，此为水与血俱结在血室也，大黄甘遂汤主之。(《金匮要略方论·妇人杂病脉证并治第二十二》)

大黄甘遂阿胶汤

大黄四两　甘遂二两　阿胶二两

上三味，以水三升，煮二味，取一升，去滓，纳胶烊消，温顿服之。

对应条文

● 妇人少腹满，如敦状，小便微难而不渴，或经后产后者，此为水与血俱结在血室也，大黄甘遂阿胶汤主之。(《桂林本·伤寒杂病论·辨妇人各病脉证并治》)

大黄石膏茯苓白术枳实甘草汤

大黄四两　石膏一斤　茯苓三两　白术四两　枳实三两　甘草三两(炙)

上六味，以水八升，煮取五升，温分三服。

对应条文

● 二日阳明受之，即与太阴俱病，则腹满身热、不欲食、谵语，脉时高时卑，时强时弱，宜大黄石膏茯苓白术枳实甘草汤。（《桂林本伤寒杂病论·伤寒例》）

大黄牡丹汤

大黄四两　牡丹一两　桃仁五十个　瓜子半升　芒硝三合

上五味，以水六升，煮取一升，去滓，内芒硝，再煎沸，顿服之，有脓当下；如无脓，当下血。

对应条文

● 肠痈者，少腹肿痞，按之即痛，如淋，小便自调，时时发热，自汗出，复恶寒。其脉迟紧者，脓未成，可下之，当有血。脉洪数者，脓已成，不可下也。大黄牡丹汤主之。（《金匮要略方论·疮痈肠痈浸淫病脉证并治第十八》）

● 少腹肿痞，按之即痛如淋，小便自调，时时发热，自汗出，复恶寒，此为肠外有痈也；其脉沉紧者，脓未成也，下之当有血；脉洪数者，脓已成也，可下之，大黄牡丹汤主之。（《桂林本伤寒杂病论·辨瘀血吐衄下血疮痈病脉证并治》）

大黄附子汤

大黄三两　附子三枚（炮）　细辛二两

上三味，以水五升，煮取二升，分温三服　若强人煮取二升半，分温三服，服后如人行四五里，进一服。

对应条文

● 胁下偏痛，发热，其脉紧弦，此寒也，以温药下之，宜大黄附子汤。（《金匮要略方论·腹满寒疝宿食病脉证治第十》）

大黄附子细辛汤

大黄三两　附子三两　细辛二两

上三味，以水五升，煮取二升，分温三服　若强人煮取二升半，分温三服，服后如人行四五里，进一服。

对应条文

● 阳明病，腹满，胁下偏痛，发微热，其脉弦紧者，当以温药下之，宜大黄附子细辛汤。（《桂林本伤寒杂病论·辨阳明病脉证并治》）

大黄厚朴甘草汤

大黄四两　厚朴六两　甘草三两

上三味，以水五升，煮取二升，服一升，得大便利，勿再服。

对应条文

● 热病，腹中痛，不可按，不能俯仰，大便难，脉数而大，此热邪乘脾也，大黄厚朴甘草汤主之。（《桂林本伤寒杂病论·热病脉证并治》）

大黄厚朴枳实半夏甘草汤

大黄三两　厚朴三两　枳实三两　半夏一升　甘草

一两（炙）

　　上五味，以水六升，煮取三升，去滓，温服一升，日三服。

　　对应条文

　　● 后鞕，转失（疑为矢）气者，此为实，大黄厚朴枳实半夏甘草汤主之。（《桂林本伤寒杂病论·辨太阳病脉证并治下》）

大黄香蒲汤

　　大黄四两　　香蒲一两　　黄连三两　　地黄半斤　　牡丹皮六两

　　上五味，以水一斗，煮取六升，去滓，温服二升，日三服。

　　对应条文

　　● 病大温，发热头晕，目眩，齿枯，唇焦，谵语，不省人事，面色乍青乍赤，脉急大而数者，大黄香蒲汤主之；若喉闭难下咽者，针少商令出血；若脉乍疏乍数，目内陷者，死。（《桂林本伤寒杂病论·温病脉证并治》）

大黄黄芩地黄牡丹汤

　　大黄四两　　黄芩三两　　地黄四两　　牡丹皮三两

　　上四味，以水一斗二升，煮取二升，去滓，分温二服，大便利，止后服。

　　对应条文

　　● 病冬温，其气在下，发热，腹痛引少腹，夜半咽中干痛，脉沉实，时而大数，石膏黄连黄芩甘草汤主之；不大便六七日者，大黄黄芩地黄牡丹汤主之。（《桂林本伤寒杂病论·温病脉证并治》）

大黄黄连泻心汤

大黄二两　黄连一两

上二味，以麻沸汤二升渍之，须臾绞去滓，分温再服。

对应条文　（同《桂林本伤寒杂病论》大黄黄连黄芩泻心汤）

● 心下痞，按之濡，其脉关上浮者，大黄黄连泻心汤主之。（《伤寒论·辨太阳病脉证并治下第七》）

● 伤寒大下后，复发汗，心下痞，恶寒者，表未解也，不可攻痞，当先解表，表解乃可攻痞。解表宜桂枝汤，攻痞宜大黄黄连泻心汤。（同上）

大黄黄连黄芩泻心汤

大黄二两　黄连一两　黄芩一两

上三味，以麻沸汤二升渍之，须臾绞去滓，分温再服。

对应条文

● 心下痞，按之濡，其脉关上浮大者，大黄黄连黄芩泻心汤主之。（《桂林本伤寒杂病论·辨太阳病脉证并治下》）

● 伤寒大下后，复发汗，心下痞，恶寒者，表未解也，不可攻痞，当先解表，后攻其痞，解表宜桂枝汤；攻痞宜大黄黄连黄芩泻心汤。（同上）

大黄硝石汤

大黄　黄柏　硝石各四两　栀子十五枚

上四味，以水六升，煮取二升，去滓，内硝，更煮取一升，顿服。

对应条文

● 黄疸腹满，小便不利而赤，自汗出，此为表和里实，当下之，宜大黄硝石汤。(《金匮要略方论·黄疸病脉证并治第十五》)

大黄蟅虫丸

大黄十分（蒸）　黄芩二两　甘草三两　桃仁一升　杏仁一升　芍药四两　干地黄十两　干漆一两　虻虫一升　水蛭百枚　蛴螬一升　蟅虫半升

上十二味，末之，炼蜜和丸小豆大，酒饮服五丸，日三服。

对应条文

● 五劳虚极羸瘦，腹满不能饮食，食伤、忧伤、饮伤、房室伤、饥伤、劳伤、经络营卫气伤，内有干血，肌肤甲错，两目黯黑。缓中补虚，大黄蟅虫丸主之。(《金匮要略方论·血痹虚劳病脉证并治第六》)

小儿疳虫蚀齿方

雄黄　葶苈

上二味，末之，取腊月猪脂，熔以槐枝绵裹头四五枚，占药烙之。

小半夏加茯苓汤

半夏一升　生姜半斤　茯苓三两（一法四两）

上三味，以水七升，煮取一升五合，分温再服。

对应条文

● 呕家本渴，渴者为欲解，今反不渴，心下有支饮故也，小半夏汤主之（《千金》云：小半夏加茯苓汤）。（《金匮要略方论·痰饮咳嗽病脉证并治第十二》）

● 卒呕吐，心下痞，膈间有水，眩悸者，小半夏加茯苓汤主之。（同上）

● 先渴后呕，为水停心下，此属饮家，小半夏加茯苓汤主之。（同上）

● 膈间有水气，呕、吐、眩、悸者，小半夏加茯苓汤主之。（《桂林本伤寒杂病论·辨咳嗽水饮黄汗历节病脉证并治》）

小半夏汤

半夏一升　生姜半斤

上二味，以水七升，煮取一升半，分温再服。

对应条文

● 呕家本渴，渴者为欲解，今反不渴，心下有支饮故也，小半夏汤主之（《千金》云：小半夏加茯苓汤）。（《金匮要略方论·痰饮咳嗽病脉证并治第十二》）

● 黄疸病，小便色不变，欲自利，腹满而喘，不可除热，

热除必哕，哕者，小半夏汤主之。（《金匮要略方论·黄疸病脉证并治第十五》）

• 诸呕吐，谷不得下者，小半夏汤主之。（《金匮要略方论·呕吐哕下利病脉证并治第十七》）

• 食谷欲呕者，属阳明也，吴茱萸汤主之。得汤反剧者，属上焦也，小半夏汤主之。（《桂林本伤寒杂病论·辨阳明病脉证并治》）

• 支饮，口不渴，作呕者，或吐水者，小半夏汤主之。（《桂林本伤寒杂病论·辨咳嗽水饮黄汗历节病脉证并治》）

小青龙汤

麻黄三两（去节）　芍药三两　五味子半升　干姜三两　甘草三两（炙）　桂枝三两（去皮）　半夏半升（汤洗）细辛三两

上八味，以水一斗，先煮麻黄，减二升，去上沫，内诸药，煮取三升，去滓，温服一升。

对应条文

• 伤寒表不解，心下有水气，干呕发热而咳，或渴，或利，或噎，或小便不利，少腹满，或喘者，小青龙汤主之。（《伤寒论·辨太阳病脉证并治中第六》）

• 伤寒，心下有水气，咳而微喘，发热不渴。服汤已渴者，此寒去欲解也。小青龙汤主之。（同上）

• 肺痈胸满胀，一身面目浮肿，鼻塞清涕出，不闻香臭酸辛，咳逆上气，喘鸣迫塞，葶苈大枣泻肺汤主之。

方见上，三日一剂，可至三四剂，此先服小青龙汤一剂，乃进。小青龙汤见咳嗽门中。(《金匮要略方论·肺痿肺痈咳嗽上气病脉证治第七》)

- 病溢饮者，当发其汗，大青龙汤主之，小青龙汤亦主之。(《金匮要略方论·痰饮咳嗽病脉证并治第十二》)
- 咳逆倚息，不得卧，小青龙汤主之。(同上)
- 妇人吐涎沫，医反下之，心下即痞，当先治其吐涎沫，小青龙汤主之；涎沫止，乃治痞，泻心汤主之。(《金匮要略方论·妇人杂病脉证并治第二十二》)
- 湿气在内，与脾相搏，发为中满；胃寒相将，变为泄泻。中满宜白术茯苓厚朴汤；泄泻宜理中汤；若上干肺，发为肺寒，宜小青龙汤；下移肾，发为淋漓，宜五苓散；流于肌肉，发为黄肿，宜麻黄茯苓汤；若流于经络，与热气相乘，则发痈脓；脾胃素寒，与湿久留，发为水饮，与燥相搏，发为痰饮，治属饮家。(《桂林本伤寒杂病论·湿病脉证并治》)
- 咳逆倚息，不得卧，脉浮弦者，小青龙汤主之。(《桂林本伤寒杂病论·辨咳嗽水饮黄汗历节病脉证并治》)

小青龙加石膏汤

(《千金》证治同，外更加胁下痛引缺盆)

麻黄　芍药　桂枝　细辛　甘草　干姜各三两　五味子　半夏各半升　石膏二两

上九味，以水一斗，先煮麻黄，去上沫，内诸药，煮取三升。强人眼一升，羸者减之，日三服，小儿服四合。

对应条文

• 肺胀，咳而上气，烦躁而喘，脉浮者，心下有水，小青龙加石膏汤主之。（《金匮要略方论·肺痿肺痈咳嗽上气病脉证治第七》）

• 咳而气喘，目如脱状，脉浮大者，此为肺胀，越婢加半夏汤主之；小青龙加石膏汤亦主之。（《桂林本伤寒杂病论·辨咳嗽水饮黄汗历节病脉证并治》）

小建中汤

桂枝三两（去皮）　甘草三两（炙）　大枣十二枚（劈）芍药六两　生姜三两（切）　胶饴一升

上六味，以水七升，煮取三升，去滓，内胶饴，更上微火，消解，温服一升，日三服。呕家不可用建中汤，以甜故也。

对应条文

• 伤寒，阳脉涩，阴脉弦，法当腹中急痛者，先与小建中汤；不差者，与小柴胡汤主之。（《伤寒论·辨太阳病脉证并治中第六》）

• 伤寒二三日，心中悸而烦者，小建中汤主之。（同上）

• 虚劳里急，悸，衄，腹中痛，梦失精，四肢酸疼，手足烦热，咽干口燥，小建中汤主之。（《金匮要略方论·血痹虚劳病脉证并治第六》）

• 男子黄，小便自利，当与虚劳小建中汤。（《桂林

本伤寒杂病论·黄疸病脉证并治第十五》）

● 妇人腹中痛，小建中汤主之。（《金匮要略方论·妇人杂病脉证并治第二十二》）

● 伤寒，阳脉涩，阴脉弦，法当腹中急痛，先与小建中汤；不差者，与小柴胡汤。（《桂林本伤寒杂病论·湿病脉证并治》）

● 诸黄，小便自利者，当以虚劳法，小建中汤主之。（《桂林本伤寒杂病论·辨阳明病脉证并治》）

● 妇人腹中诸病痛者，当归芍药散主之；小建中汤亦主之；当归芍药散见前。（《桂林本伤寒杂病论·辨妇人各病脉证并治》）

小承气汤

大黄四两　厚朴二两（炙，去皮）　枳实三枚（大者，炙）

上三味，以水四升，煮取一升二合，去滓，分温二服。初服汤，当更衣，不尔者，尽饮之；若更衣者，勿服之。

对应条文

● 阳明病脉迟，虽汗出，不恶寒者，其身必重，短气腹满而喘，有潮热者，此外欲解，可攻里也，手足濈然而汗出者，此大便已鞕也，大承气汤主之；若汗多微发热恶寒者，外未解也，其热不潮，未可与承气汤；若腹大满不通者，可与小承气汤，微和胃气，勿令大泄下。（《伤寒论·辨阳明病脉证并治法第八》）

● 阳明病，潮热，大便微鞕者，可与大承气汤；不鞭者，不与之。若不大便六七日，恐有燥屎，欲知之法，少与小承气汤，汤入腹中，转矢气者，此有燥屎，乃可攻之；若不转矢气者，此但初头鞭，后必溏，不可攻之，攻之，必胀满不能食也。欲饮水者，与水则哕。其后发热者，必大便复鞭而少也，以小承气汤和之。不转矢气者，慎不可攻也。（同上）

- 阳明病，其人多汗，以津液外出，胃中燥，大便必鞭，鞭则谵语，小承气汤主之。若一服谵语止，更莫复服。（同上）

- 阳明病，谵语发潮热，脉滑而疾者，小承气汤主之。因与承气汤一升，腹中转矢气者，更服一升；若不转矢气，勿更与之。明日不大便，脉反微涩者，里虚也，为难治，不可更与承气汤也。（同上）

- 太阳病，若吐、若下、若发汗，微烦，小便数，大便因鞭者，与小承气汤和之愈。（同上）

- 得病二三日，脉弱，无太阳柴胡证，烦躁，心下鞭，至四五日，虽能食，以小承气汤少少与，微和之，令小安，至六日，与承气汤一升。若不大便六七日，小便少者，虽不能食，但初头鞭，后必溏，未定成鞭，攻之必溏，须小便利，屎定鞭，乃可攻之，宜大承气汤。 伤寒六七日，目中不了了，睛不和，无表里证，大便难，身微热者，此为实也。急下之，宜大承气汤。（同上）

- 下利，谵语者，有燥屎也，宜小承气汤。（《伤寒论·辨厥阴病脉证并治第十二》）

- 《千金翼》小承气汤：治大便不通，哕，数谵语。（《金

匮要略方论·呕吐哕下利病脉证治第十七》）

- 阳明病，脉实，虽汗出，而不恶热者，其身必重，短气，腹满而喘，有潮热者，此外欲解可攻里也，手足濈然汗出者，此大便已鞕也，大承气汤主之；若汗多，微发热恶寒者，外未解也，其热不潮者，未可与承气汤；若腹大满不通者，可与小承气汤，微和胃气，勿令大泄下。（《桂林本·伤寒杂病论·辨阳明病脉证并治》）

小柴胡汤

柴胡半斤　黄芩三两　人参三两　甘草三两　半夏半升（洗）　生姜三两（切）　大枣十三枚（掰）

上七味，以水一斗二升，煮取六升，去滓，再煎，取三升，温服一升，日三服。

对应条文

- 太阳病，十日以去，脉浮细而嗜卧者，外已解也。设胸满胁痛者，与小柴胡汤。脉但浮者，与麻黄汤。（《伤寒论·辨太阳病脉证并治中第六》）
- 伤寒五六日，中风，往来寒热，胸胁苦满，默默不欲饮食，心烦喜呕，或胸中烦而不呕，或渴，或腹中痛，或胁下痞鞕，或心下悸，小便不利，或不渴，身有微热，或咳者，与小柴胡汤主之。（同上）
- 血弱气尽，腠理开，邪气因入，与正气相搏，结于胁下，正邪分争，往来寒热，休作有时，默默不欲饮食。藏府相连，其痛必下，邪高痛下，故使呕也。小柴胡汤主之。

（同上）

- 伤寒四五日，身热恶风，颈项强，胁下满，手足温而渴者，小柴胡汤主之。（同上）

- 伤寒，阳脉涩，阴脉弦，法当腹中急痛者，先与小建中汤；不差者，与小柴胡汤主之。（同上）

- 太阳病，过经十余日，反二三下之，后四五日，柴胡证仍在者，先与小柴胡汤。呕不止，心下急，郁郁微烦者，为未解也，与大柴胡汤下之，则愈。（同上）

- 伤寒十三日不解，胸胁满而呕，日晡所发潮热，已而微利。此本柴胡证，下之而不得利，今反利者，知医以丸药下之，非其治也。潮热者实也，先宜小柴胡汤以解外，后以柴胡加芒硝汤主之。（同上）

- 妇人中风，七八日，续得寒热，发作有时，经水适断者，此为热入血室，其血必结，故使如疟状，发作有时，小柴胡汤主之。（《伤寒论·辨太阳病脉证并治下第七》）

- 伤寒五六日，头汗出，微恶寒，手足冷，心下满，口不欲食，大便鞕，脉细者，此为阳微结，必有表，复有里也。脉沉，亦在里也。汗出为阳微，假令纯阴结，不得复有外证，悉入在里，此为半在里半在外也。脉虽沉紧，不得为少阴病，所以然者，阴不得有汗，今头汗出，故知非少阴也，可与小柴胡汤。设不了了者，得屎而解。（同上）

- 阳明病，发潮热，大便溏，小便自可，胸胁满不去者，小柴胡汤主之。（《伤寒论·辨阳明病脉证并治法第八》）

● 阳明病，胁下鞕满，不大便而呕，舌上白胎者，可与小柴胡汤。上焦得通，津液得下，胃气因和，身濈然而汗出解也。（同上）

● 阳明中风，脉弦浮大而短气，腹都满，胁下及心痛，久按之气不通，鼻干不得汗，嗜卧，一身及面目悉黄，小便难，有潮热，时时哕，耳前后肿，刺之小差。外不解，病过十日，脉续浮者，与小柴胡汤。（同上）

● 本太阳病不解，转入少阳者，胁下鞕满，干呕不能食，往来寒热，尚未吐下，脉沉紧者，与小柴胡汤。《伤寒论·辨少阳病脉证并治第九》）

● 呕而发热者，小柴胡汤主之。《伤寒论·辨厥阴病脉证并治第十二》）

● 伤寒差已后，更发热者，小柴胡汤主之。脉浮者，以汗解之；脉沉实者，以下解之。《伤寒论·阴阳易差后劳复病证并治第十四》）

● 诸黄，腹痛而呕者，宜柴胡汤。（必小柴胡汤，方见呕吐中）《金匮要略方论·黄疸病脉证并治第十五》）

● 呕而发热者，小柴胡汤主之。《金匮要略方论·呕吐哕下利病脉证治第十七》）

● 产妇郁冒，其脉微弱，不能食，大便反坚，但头汗出，所以然者，血虚而厥，厥而必冒。冒家欲解，必大汗出。以血虚下厥，孤阳上出，故头汗出。所以产妇喜汗出者，亡阴血虚，阳气独盛，故当汗出，阴阳乃复。大便坚，呕不能食，小柴胡汤主之。《金匮要略方论·妇人产后病

● 《千金》三物黄芩汤：治妇人在草蓐，自发露得风。四肢苦烦热，头痛者，与小柴胡汤，头不痛但烦者，此汤主之。（同上）

● 妇人中风七八日，续来寒热，发作有时，经水适断，此为热入血室。其血必结，故使如疟状，发作有时，小柴胡汤主之。（《金匮要略方论·妇人杂病脉证并治第二十二》）

● 传少阳，脉弦而急，口苦，咽干，头晕，目眩，往来寒热，热多寒少，宜小柴胡汤，不差与大柴胡汤。（《桂林本伤寒杂病论·伤寒例》）

● 风病，头痛，多汗，恶风，腋下痛，不可转侧，脉浮弦而数，此风邪干肝也，小柴胡汤主之；若流于腑，则困苦，呕逆，腹胀，善太息，柴胡枳实芍药甘草汤主之。（《桂林本伤寒杂病论·伤风病脉证并治》）

● 寒病，两胁中痛，寒中行善掣节，逆则头痛，耳聋，脉弦而沉迟，此寒邪乘肝也，小柴胡汤主之；其着也，则两腋急痛，不能转侧，柴胡黄芩芍药半夏甘草汤主之。（《桂林本伤寒杂病论·寒病脉证并治》）

● 三阳合病，脉浮大，上关上，但欲眠睡，目合则汗，此上焦不通故也，宜小柴胡汤。（《桂林本伤寒杂病论·辨少阳病脉证并治》）

● 产后中风，数十日不解，头痛，恶寒，发热，心下满，干呕，续自微汗出，小柴胡汤主之。（《桂林本伤寒杂病

论·辨妇人各病脉证并治》)

小柴胡加茯苓汤

柴胡半斤　黄芩三两　人参二两　半夏半升（洗）
甘草三两　生姜二两（切）　大枣十二枚（劈）　茯苓四两

上八味，以水一斗二升，煮取六升，去滓，再煎，
取三升，温服一升，日三服。

对应条文

● 小便痛闭，下如粟状，少腹弦急，痛引脐中，其
名曰淋，此热结在下焦也，小柴胡加茯苓汤主之。（《桂
林本伤寒杂病论·辨厥阴病脉证并治》)

小柴胡加茯苓白术汤

柴胡半斤　黄芩三两　人参三两　半夏半升（洗）
甘草三两（炙）　生姜三两（切）　大枣十二枚（劈）　茯
苓三两　白术三两

上九味，以水一斗二升，煮取六升，去滓，再煎取三升，
温服一升，日三服。

对应条文

● 太阴病，吐逆，腹中冷痛，雷鸣下利，脉沉紧者，
小柴胡加茯苓白术汤主之。（《桂林本伤寒杂病论·辨太阴
病脉证并治》)

小柴胡加黄连牡丹汤

柴胡半斤　黄芩三两　人参三两　栝蒌根四两　黄

连三两　牡丹皮四两　甘草三两（炙）　生姜三两　大枣
十二枚（劈）

上九味，以水一斗二升，煮取三升，去滓，温服一升，
日三服。

对应条文

● 病春温，其气在上，头痛，咽干，发热，目眩，
甚则谵语，脉弦而急，小柴胡加黄连牡丹汤主之。（《桂
林本伤寒杂病论·温病脉证并治》）

小陷胸汤

黄连一两　半夏半升（洗）　栝蒌实大者一个

上三味，以水六升，先煮栝蒌，取三升，去滓，内诸药，
煮取二升，去滓，分温三服。

对应条文

● 小结胸病，正在心下，按之则痛，脉浮滑者，小
陷胸汤主之。（《伤寒论·辨太阳病脉证并治下第七》）

● 病在阳，应以汗解之，反以冷水潠之，若灌之，
其热被劫不得去，弥更益烦，肉上粟起，意欲饮水，反
不渴者，服文蛤散。若不差者，与五苓散。寒实结胸，
无热证者，与三物小陷胸汤，白散亦可服。（同上）

己椒苈黄丸

防己　椒目　葶苈（熬）　大黄各一两

上四味，末之，蜜丸如梧子大，先食饮服一丸，日三服，
稍增，口中有津液。渴者加芒硝半两。

对应条文

● 腹满，口舌干燥，此肠间有水气，己椒苈黄丸主之。（《金匮要略方论·痰饮咳嗽病脉证并治第十二》）

四 画

王不留行散 *

王不留行十分（八月八日采） 溯瞿细叶十分（七月七日来） 桑东南根（白皮十分，三月三日采） 甘草十八分 川椒三分（除目及闭口者，汗） 黄芩二分 干姜二分 芍药 厚朴各二分

上九味，桑根皮以上三味烧灰存性，勿令灰过，各别杵筛，合治之为散，服方寸匕。小疮即粉之，大疮但服之，产后亦可服。如风寒，桑东根勿取之。三物皆阴干百日。

对应条文

● 病金疮，王不留行散主之。（《金匮要略方论·疮痈肠痈浸淫病脉证并治第十八》）

● 问曰：寸口脉微浮而涩，法当亡血，若汗出，设不汗出者云何？师曰：若身有疮，被刀斧所伤，亡血故也，此名金疮；无脓者，王不留行散主之；有脓者，排脓散主之，排脓汤亦主之。（《桂林本伤寒杂病论·辨瘀血吐衄下血疮痈病脉证并治》）

---

* 王不留行散，"川椒三分（除目及闭口，去汗）"，桂林本作"蜀椒三分（去目）"。

天雄散

天雄三两（炮）　白术八两　桂枝六两　龙骨三两

上四味，杵为散，洒服半钱匕，日三服，不知，稍增之。

木防己汤

木防己三两　石膏十二枚（鸡子大）　桂枝二两　人参四两

上四味，以水六升，煮取二升，分温再服。

对应条文

● 膈间支饮，其人喘满，心下痞坚，面色黧黑，其脉沉紧，得之数十日，医吐下之不愈，木防己汤主之。虚者即愈，实者三日复发，复与不愈者，宜木防己汤去石膏加茯苓芒硝汤主之。（《金匮要略方论·痰饮咳嗽病脉证并治第十二》）

木防己去石膏加茯苓芒硝汤

木防己二两　桂枝二两　人参四两　芒硝三合　茯苓四两

上五味，以水六升，煮取二升，去滓，内芒硝，再微煎，分温再服，微利则愈。

对应条文

● 膈间支饮，其人喘满，心下痞坚，面色黧黑，其脉沉紧，得之数十日，医吐下之不愈，木防己汤主之。虚者即愈，实者三日复发，复与不愈者，宜木防己汤去石膏加茯苓芒硝汤主之。（《金匮要略方论·痰饮咳嗽病脉

证并治第十二》）

五苓散

猪苓十八铢（去皮） 泽泻一两六铢半 茯苓十八铢
桂半两（去皮） 白术十八铢

上五味为末，以白饮和，服方寸匕，日三服，多饮暖水，
汗出愈。

对应条文

● 太阳病，发汗后，大汗出，胃中干，烦躁不得眠，
欲得饮水者，少少与饮之，令胃气和则愈。若脉浮，小
便不利，微热消渴者，与五苓散主之。（《伤寒论·辨太阳
病脉证并治中第六》）

● 发汗已，脉浮数，烦渴者，五苓散主之。（同上）

● 伤寒汗出而渴者，五苓散主之。不渴者，茯苓甘
草汤主之。（同上）

● 中风发热，六七日不解而烦，有表里证，渴欲饮水，
水入则吐者，名曰水逆。五苓散主之。（同上）

● 病在阳，应以汗解之，反以冷水潠之，若灌之，
其热被劫不得去，弥更益烦，肉上粟起，意欲饮水，反
不渴者，服文蛤散。若不差者，与五苓散。寒实结胸，
无热证者，与三物小陷胸汤，白散亦可服。（《伤寒论·辨
太阳病脉证并治下第七》）

● 本以下之，故心下痞，与泻心汤；痞不解，其人
渴而口燥烦，小便不利者，五苓散主之。（同上）

- 太阳病，寸缓、关浮、尺弱，其人发热汗出，复恶寒，不呕，但心下痞者，此以医下之也。如其不下者，病人不恶寒而渴者，此转属阳明也。小便数者，大便必鞕，不更衣十日，无所苦也。渴欲饮水，少少与之，但以法救之。渴者，宜五苓散。（同上）

- 霍乱，头痛，发热，身疼痛，热多，欲饮水者，五苓散主之；寒多，不用水者，理中丸主之。（《伤寒论·辨霍乱病脉证并治第十三》）

- 假令瘦人脐下有悸，吐涎沫而癫眩，此水也，五苓散主之。（《金匮要略方论·痰饮咳嗽病脉证并治第十二》）

- 脉浮，小便不利，微热消渴者，宜利小便发汗，五苓散主之。（《金匮要略方论·消渴小便不利淋病脉证并治第十三》）

- 湿气在内，与脾相搏，发为中满；胃寒相将，变为泄泻。中满宜白术茯苓厚朴汤；泄泻宜理中汤；若上干肺，发为肺寒，宜小青龙汤；下移肾，发为淋漓，宜五苓散；流于肌肉，发为黄肿，宜麻黄茯苓汤；若流于经络，与热气相乘，则发痈脓；脾胃素寒，与湿久留，发为水饮，与燥相搏，发为痰饮，治属饮家。（《桂林本伤寒杂病论·湿病脉证并治》）

- 太阳病，脉浮而动数，浮则为风，数则为热，动则为痛，头痛发热，微盗汗出，而反恶寒者，表未解也。医反下之，动数变迟，膈内拒痛，胃中空虚，客气动膈，

043

短气，躁烦，心中懊恼，阳气内陷，心下因鞕，则为结胸，大陷胸汤主之。若不结胸，但头汗出，余处无汗，剂颈而还，小便不利，身必发黄。五苓散主之。（《桂林本伤寒杂病论·辨阳明病脉证并治》）

● 诸黄家，但利其小便，五苓散加茵陈蒿主之；假令脉浮，当以汗解者，宜桂枝加黄芪汤。（同上）

● 消渴，脉浮有微热，小便不利者，五苓散主之。（《桂林本·伤寒杂病论·辨厥阴病脉证并治》）

内补当归建中汤

当归四两　桂枝三两　芍药六两　生姜三两　甘草二两　大枣十二枚

上六味，以水一斗，煮取三升，分温三服，一日令尽，若大虚，加饴糖六两，汤成内之，于火上暖令饴消。若去血过多，崩伤内衄不止，加地黄六两、阿胶二两，合八味，汤成内阿胶。若无当归，以芎䓖代之；若无生姜，以干姜代之。

对应条文

●《千金》内补当归建中汤：治妇人产后虚羸不足，腹中刺痛不止，吸吸少气，或苦少腹中急，摩痛引腰者，不能食饮。产后一月日，得服四五剂为善，令人强壮宜。（《金匮要略方论·妇人产后病脉证治第二十一》）

升麻鳖甲汤

升麻二两　当归一两　蜀椒（炒，去汗）一两　甘

草二两　雄黄半两（研）　鳖甲手指大一片（炙）

上六味，以水四升，煮取一升，顿服之，老小再服，取汗。（《肘后》《千金方》阳毒用升麻汤，无鳖甲有桂；阴毒用甘草汤，无雄黄）

对应条文

● 阳毒之为病，面赤斑斑如锦文，咽喉痛，唾脓血。五日可治，七日不可治，升麻鳖甲汤主之。阴毒之为病，面目青，身痛如被杖，咽喉痛。五日可治，七日不可治，升麻鳖甲汤去雄黄、蜀椒主之。（《金匮要略方论·百合狐惑阴阳毒病证治第三》）

升麻鳖甲去雄黄蜀椒汤

升麻二两　当归一两　甘草二两　鳖甲一片

上四味，以水二升，煮取一升，去滓，顿服之，不差，再服。

对应条文

● 阴毒之为病，面目青，身痛如被杖，咽喉痛，五日可治；七日不可治；升麻鳖甲汤去雄黄蜀椒主之。（《桂林本伤寒杂病论·辨百合狐惑阴阳毒病脉证并治》）

风引汤

大黄　干姜　龙骨各四两　桂枝三两　甘草　牡蛎各二两　寒水石　滑石　赤石脂　白石脂　紫石英　石膏各六两

上十二味，杵，粗筛，以韦囊盛之，取三指撮，井花水三升，煮三沸，温服一升。

对应条文

● 除热瘫痫。（治大人风引，少小惊痫瘛疭，日数十发，医所不疗，除热方。巢氏云：脚气宜风引汤）（《金匮要略方论·中风历节病脉证并治第五》）

乌头汤

麻黄　芍药　黄芪各三两　甘草（炙）　川乌五枚（咬咀，以蜜二升，煎取一升，即出乌头）

上五味，咬咀四味，以水三升，煮取一升，去滓，内蜜煎中，更煎之，服七合。不知，尽服之。

对应条文

● 病历节不可屈伸，疼痛，乌头汤主之。治脚气疼痛，不可屈伸。（《金匮要略方论·中风历节病脉证并治第五》）

● 《外台》乌头汤：治寒疝腹中绞痛，贼风入攻五藏，拘急，不得转侧，发作有时，使人阴缩，手足厥逆（《金匮要略方论·腹满寒疝宿食病脉证治第十》）

乌头赤石脂丸

蜀椒一两（一法二分）　乌头一分（炮）　附子半两（炮）（一法一分）　干姜一两（一法一分）　赤石脂一两（一法二分）

上五味，末之，蜜丸如梧子大，先食服一丸，日三服（不知，稍加服）。

《桂林本伤寒杂病论》：乌头一两　蜀椒一两　附子

五钱　干姜一两　赤石脂一两

上五味，末之，蜜为丸，如梧桐子大，先食，服一丸，日三服，不知稍增，以知为度。

对应条文

● 心痛彻背，背痛彻心，乌头赤石脂丸主之。(《金匮要略方论·胸痹心痛短气病脉证治第九》)

乌头桂枝汤

乌头

上一味，以蜜二斤，煎减半，去滓，以桂枝汤五合解之，得一升后，初服二合，不知，即取三合；又不知，复加至五合。其知者，如醉状，得吐者，为中病。

对应条文

● 寒疝腹中痛，逆冷，手足不仁，若身疼痛，灸刺诸药不能治，抵当乌头桂枝汤主之。(《金匮要略方论·腹满寒疝宿食病脉证治第十》)

乌头麻黄黄芪芍药甘草汤

乌头五枚(切)　麻黄三两　黄芪三两　芍药三两
甘草三两

上五味，先以蜜二升煮乌头，取一升，去滓，别以水三升煮四味，取一升，去滓，纳蜜再煮一二沸，服七合，不知尽服之。

对应条文

● 病历节，疼痛，不可屈伸，脉沉弱者，乌头麻黄

黄芪芍药甘草汤主之。(《桂林本伤寒杂病论·辨咳嗽水饮黄汗历节病脉证并治》)

乌梅丸

乌梅三百个　细辛六两　干姜十两　黄连一斤　当归四两　附子六两(炮)　蜀椒四两(去汗)　桂枝六两人参六两　黄柏六两

上十味，异捣筛，合治之，以苦酒渍乌梅一宿，去核，蒸之五升米下，饭熟，捣成泥，和药令相得，内臼中，与蜜，杵二千下，丸如梧桐子大，先食饮，服十丸，日三服，稍加至二十丸。禁生冷、滑物、臭食等。

对应条文

● 伤寒，脉微而厥，至七八日，肤冷，其人躁，无暂安时者，此为藏厥，非为蛔厥也。蛔厥者其人当吐蛔。令病者静，而复时烦，此为藏寒。蛔上入膈，故烦，须臾复止，得食而呕，又烦者，蛔闻食臭出，其人当自吐蛔。蛔厥者，乌梅丸主之。又主久利方。(《伤寒论·辨厥阴病脉证并治第十二》)

● 蛔厥者，当吐蛔，今病者静而复时烦，此为藏寒，蛔上入膈，故烦，须臾复止，得食而呕，又烦者，蛔闻食臭出，其人当自吐蛔。蛔厥者，乌梅丸主之。(《金匮要略方论·趺蹶手指臂肿转筋阴狐疝蛔虫病脉证治第十九》)

● 传厥阴，脉沉弦而急，发热时慄，心烦呕逆，宜

桂枝当归汤，吐蛔者，宜乌梅丸。（《桂林本伤寒杂病论·伤寒例》）

文蛤汤

文蛤五两　麻黄三两　甘草三两　生姜三两　石膏五两　杏仁五十枚　大枣十二枚

上七味，以水六升，煮取二升，温服一升，汗出即愈。

对应条文

● 吐后，渴欲得水而贪饮者，文蛤汤主之。兼主微风，脉紧，头痛。（《金匮要略方论·呕吐哕下利病脉证治第十七》）

● 消渴，欲得水而食饮不休者，文蛤汤主之。（《桂林本伤寒杂病论·辨厥阴病脉证并治》）

文蛤散

文蛤五两

上一味，为散，以沸汤和一钱匕服，汤用五合。

《桂林本伤寒杂病论》：文蛤五两　麻黄三两　甘草三两　生姜三两　石膏五两　杏仁五十粒（去皮尖）　大枣十二枚（劈）

上七味，为散，以沸汤和一方寸匙，汤用五合，调服，假令汗出已，腹中痛者，与芍药三两。

对应条文

● 病在阳，应以汗解之，反以冷水潠之，若灌之，其热被劫不得去，弥更益烦，肉上粟起，意欲饮水，反

049

不渴者，服文蛤散。若不差者，与五苓散。寒实结胸，无热证者，与三物小陷胸汤，白散亦可服。(《伤寒论·辨太阳病脉证并治下第七》)

• 渴欲饮水不止者，文蛤散主之。(《金匮要略方论·消渴小便不利淋病脉证并治第十三》)

五 画

甘草干姜汤

甘草四两（炙）　干姜二两（炮）

上㕮咀。以水三升，煮取一升五合，去滓，分温再服。

对应条文

• 伤寒脉浮，自汗出，小便数，心烦，微恶寒，脚挛急，反与桂枝汤，欲攻其表，此误也。得之便厥，咽中干，烦燥，吐逆者，作甘草干姜汤与之，以复其阳。若厥愈、足温者，更作芍药甘草汤与之，其脚即伸。若胃气不和，谵语者，少与调胃承气汤。若重发汗，复加烧针者，四逆汤主之。(《伤寒论·辨太阳病脉证并治法上第五》)

• 师曰：言夜半手足当温，两脚当伸，后如师言。何以知此？

答曰：寸口脉浮而大，浮则为风，大则为虚，风则生微热，虚则两胫挛。病证象桂枝，因加附子参其间，增桂令汗出，附子温经，亡阳故也。厥逆咽中干，烦燥，阳明内结，谵语，烦乱，更饮甘草干姜汤。夜半阳气还，两足当热，胫尚微拘急，重与芍药甘草汤，尔乃胫伸，

以承气汤微溏，则止其谵语，故知病可愈。（同上）

● 肺痿吐涎沫而不咳者，其人不渴，必遗尿，小便数，所以然者，以上虚不能制下故也。此为肺中冷，必眩，多涎唾，甘草干姜汤以温之。若服汤已渴者，属消渴。（《金匮要略方论·肺痿肺痈咳嗽上气病脉证治第七》）

● 寒病，喘，咳，少气，不能报息，口唾涎沫，耳聋，嗌干，此寒邪乘肺也，脉沉而迟者，甘草干姜汤主之；其着也，则肘内痛，转侧不便，枳实橘皮桔梗半夏生姜甘草汤主之。（《桂林本伤寒杂病论·寒病脉证并治》）

● 似咳非咳，唾多涎沫，其人不渴，此为肺冷，甘草干姜汤主之。（《桂林本伤寒杂病论·辨咳嗽水饮黄汗历节病脉证并治》）

● 伤寒，脉浮，自汗出，小便数，心烦，微恶寒，脚挛急，反与桂枝汤欲攻其表，此误也。得之便厥，咽中干，烦燥，吐逆者，作甘草干姜汤与之，以复其阳。若厥愈，足温者，更作芍药甘草汤与之，其脚即伸。若胃气不和，谵语者，少与调胃承气汤。若重发汗，复加烧针者，四逆汤主之。（《桂林本伤寒杂病论·辨太阳病脉证并治上》）

甘草干姜茯苓白术汤

甘草二两　白术二两　干姜四两　茯苓四两

上四味，以水五升，煮取三升，分温三服，腰中即温。

对应条文

● 肾着之病，其人身体重，腰中冷，如坐水中，形如水状，反不渴，小便自利，饮食如故，病属下焦，身劳汗出，衣（一作表）里冷湿，久久得之，腰以下冷痛，腹重如带五千钱，甘姜苓术汤主之。（《金匮要略方论·五藏风寒积聚病脉证并治第十一》）

● 寒病，骨痛，阴痹，腹胀，腰痛，大便难，肩背颈项引痛，脉沉而迟，此寒邪干肾也，桂枝加葛根汤主之；其着也则两䐃痛，甘草干姜茯苓白术汤主之。（《桂林本伤寒杂病论·寒病脉证并治》）

甘草小麦大枣汤

甘草三两　小麦一斤　大枣十枚

上三味，以水六升，煮取三升，温分三服。亦补脾气。

对应条文

● 妇人脏躁，悲伤欲哭，象如神灵所作者，数欠伸，甘麦大枣汤主之。（《金匮要略方论·妇人杂病脉证并治第二十二》）

甘草汤

甘草二两

上一味，以水三升，煮取一升半，去滓，温服七合，日二服。

对应条文

● 少阴病，二三日咽痛者，可与甘草汤；不差者，与桔梗汤。（《伤寒论·辨少阴病脉证并治第十一》）

甘草附子汤

甘草二两（炙）　附子二枚（炮，去皮，破）　白术二两　桂枝四两（去皮）

上四味，以水六升，煮取三升，去滓，温服一升，日三服。初服得微汗则解。能食，汗出复烦者，服五合，恐一升多者，宜服六七合为妙。

对应条文

● 发汗，病不解，反恶寒者，虚故也，芍药甘草附子汤主之。（《伤寒论·辨太阳病脉证并治中第六》）

● 风湿相搏，骨节烦疼，掣痛，不得屈伸，近之则痛剧，汗出短气，小便不利，恶风不欲去衣，或身微肿者，甘草附子汤主之。（《伤寒论·辨太阳病脉证并治下第七》）

甘草泻心汤

甘草四两　黄芩三两　干姜三两　半夏半升（洗）黄连一两　大枣十二枚（掰）

上六味，以水一斗，煮取六升，去滓，再煎取三升，温服一升，日三服。

《金匮要略方论》：甘草四两　黄芩三两　人参三两干姜三两　黄连一两　大枣十二枚　半夏半斤

上七味，水一斗，煮取六升，去滓再煎，温服一升，日三服。

对应条文

● 伤寒中风,医反下之,其人下利,日数十行,谷不化,腹中雷鸣，心下痞鞕而满，干呕，心烦不得安。医见心下痞，谓病不尽，复下之，其痞益甚，此非结热，但以胃中虚，客气上逆，故使鞕也，甘草泻心汤主之。（《伤寒论·辨太阳病脉证并治下第七》）

●狐惑之为病，状如伤寒，默默欲眠，目不得闭，卧起不安，蚀于喉为惑，蚀于明为狐，不欲饮食，恶闻食臭，其面目乍赤、乍黑、乍白。蚀于上部则声嘎，甘草泻心汤主之。（《金匮要略方论·百合狐惑阴阳毒病证治第三》）

●寒病，胸胁支满，膺背肩胛间痛，甚则喜悲，时发眩，仆而不知人，此寒邪乘心也，通脉四逆汤主之；其着也，则肘外痛，臂不能伸，甘草泻心汤主之。（《桂林本伤寒杂病论·寒病脉证并治》）

●狐惑之为病，状如伤寒，默默欲眠，目不得闭，卧起不安。蚀于喉为惑，蚀于阴为狐，不欲饮食，恶闻食臭，其面目乍赤，乍黑，乍白，蚀于上部则声嘎，甘草泻心汤主之；蚀于下部则咽干，苦参汤洗之；蚀于肛者，雄黄熏之。（《桂林本伤寒杂病论·辨百合狐惑阴阳毒病脉证并治》）

甘草粉蜜汤

甘草二两　粉一两　蜜四两

上三味，以水三升，先煮甘草，取二升，去滓，内粉、蜜，搅令和，煎如薄粥，温服一升，差即止。

《桂林本·伤寒杂病论》：甘草二两　白粉一两（即铅粉）　蜜四两

上三味，以水三升，先煮甘草，取二升，去滓，纳粉蜜搅令和，煎如薄粥，温服一升，差，止后服。

对应条文

● 问曰：病腹痛有虫，其脉何以别之？师曰：腹中痛，其脉当沉，若弦，反洪大，故有蛔虫。蛔虫之为病，令人吐涎，心痛发作有时，毒药不止，甘草粉蜜汤主之。（《金匮要略方论·趺蹶手指臂肿转筋阴狐疝蛔虫病脉证治第十九》）

● 病人呕，吐涎沫，心痛，若腹痛发作有时，其脉反洪大者，此虫之为病也，甘草粉蜜汤主之。（《桂林本伤寒杂病论·辨厥阴病脉证并治》）

甘草麻黄汤

甘草二两　麻黄四两

上二味，以水五升，先煮麻黄，去上沫，内甘草，煮取三升，温服一升，重复汗出，不汗，再服，慎风寒。

对应条文

● 里水，越婢加术汤主之，甘草麻黄汤亦主之。（《金匮要略方论·水气病脉证并治第十四》）

● 病历节，疼痛，两足肿，大小便不利，脉沉紧者，甘草麻黄汤主之；脉沉而细数者，越婢加白术汤主之。（《桂林本伤寒杂病论·辨咳嗽水饮黄汗历节病脉证并治》）

甘遂半夏汤

甘遂（大者）三枚　半夏十二枚（以水一升，煮取半升，去滓）　芍药五枚　甘草如指大一枚（炙）（一本作无）

上四味，以水二升，煮取半升，去滓，以蜜半升和药汁，煎取八合，顿服之。

对应条文

● 病者脉伏，其人欲自利，利反快，虽利，心下续坚满，此为留饮欲去故也，甘遂半夏汤主之。（《金匮要略方论·痰饮咳嗽病脉证并治第十二》）

术附汤（《近效方》）

白术二两　附子一枚半（炮去皮）　甘草一两（炙）

上三味物，每七钱匕，姜五片，枣一枚，水盏半，煎七分，去滓温服。

对应条文

● 治风虚头重眩，苦极，不知食味，暖肌补中，益精气。（《金匮要略方论·中风历节病脉证并治第五》）

石膏黄连黄芩甘草汤

石膏半斤碎（绵裹）　黄连三两　黄芩四两　甘草二两

上四味，以水一斗，煮取三升，温服一升，日三服。

对应条文

● 病冬温，其气在下，发热，腹痛引少腹，夜半咽中干痛，脉沉实，时而大数，石膏黄连黄芩甘草汤主之；不大便六七日者，大黄黄芩地黄牡丹汤主之。（《桂林本·伤寒杂病论·温病脉证并治》）

四逆汤

甘草二两（炙）　干姜一两半　附子一枚（生用，去皮，破八片）

上三味㕮咀，以水三升，煮取一升二合，去滓，分温再服，强人可大附子一枚，干姜三两。

《桂林本伤寒杂病论》：甘草二两（炙）　干姜一两半　附子一枚（生用，去皮，破八片）　人参二两

上四味，以水三升，煮取一升二合，去滓，分温二服。

对应条文

● 伤寒脉浮，自汗出，小便数，心烦，微恶寒，脚挛急，反与桂枝汤，欲攻其表，此误也。得之便厥，咽中干，烦躁，吐逆者，作甘草干姜汤与之，以复其阳。若厥愈、足温者，更作芍药甘草汤与之，其脚即伸。若胃气不和，谵语者，少与调胃承气汤。若重发汗，复加烧针者，四逆汤主之。（《伤寒论·辨太阳病脉证并治法上第五》）

● 伤寒医下之，续得下利，清谷不止，身疼痛者，急当救里；后身疼痛，清便自调者，急当救表。救里宜四逆汤；救表宜桂枝汤。（《伤寒论·辨太阳病脉证并治中第六》）

● 病发热，头痛，脉反沉，若不差，身体疼痛，当

救其里，宜四逆汤。（同上）

- 脉浮而迟，表热里寒，下利清谷者，四逆汤主之。（《伤寒论·辨阳明病脉证并治法第八》）

- 少阴病，脉沉者，急温之，宜四逆汤。（《伤寒论·辨少阴病脉证并治第十一》）

- 少阴病，饮食入口则吐，心中温温欲吐，复不能吐，始得之，手足寒，脉弦迟者，此胸中实，不可下也，当吐之。若膈上有寒饮，干呕者，不可吐也，急温之，宜四逆汤。（同上）

- 大汗出，热不去，内拘急，四肢疼，又下利，厥逆而恶寒者，四逆汤主之。（《伤寒论·辨厥阴病脉证并治第十二》）

- 大汗，若大下利而厥冷者，四逆汤主之。（同上）

- 下利，腹胀满，身体疼痛者，先温其里，乃攻其表。温里四逆汤，攻表桂枝汤。（同上）

- 呕而脉弱，小便复利，身有微热见厥者难治。四逆汤主之。（同上）

- 吐利汗出，发热恶寒，四肢拘急，手足厥冷者，四逆汤主之。（《伤寒论·辨霍乱病脉证并治第十三》）

- 既吐且利，小便复利而大汗出，下利清谷，内寒外热，脉微欲绝者，四逆汤主之。（同上）（《桂林本伤寒杂病论·辨霍乱吐利病脉证并治》）

- 霍乱呕吐，下利清谷，手足厥冷，脉沉而迟者，四逆汤主之。（同上）

四逆加人参汤

于四逆汤内，加人参一两，余依四逆汤法服。

《桂林本伤寒杂病论》：甘草二两（炙）　附子一枚（生用，去皮，破八片）　干姜一两半　人参三两

上四味，以水三升，煮取一升二合，去滓，分温再服。

对应条文

● 恶寒脉微，而复利，利止，亡血也，四逆加人参汤主之。（《伤寒论·辨霍乱病脉证并治第十三》）

● 伤寒脉微而复利，利自止者，亡血也，四逆加人参汤主之。（《桂林本伤寒杂病论·辨霍乱吐利病脉证并治》）

四逆加吴茱萸生姜汤

当归二两　芍药三两　甘草二两（炙）　通草二两　桂枝三两（去皮）　细辛三两　生姜半斤（切）　大枣二十五枚（掰）　吴茱萸二升

上九味，以水六升，清酒六升，和煮取五升，去滓，温分五服。一方水酒各四升。

对应条文

● 若其人内有久寒者，宜当归四逆加吴茱萸生姜汤主之。（《伤寒论·辨厥阴病脉证并治第十二》）

四逆加吴茱萸黄连汤

附子一枚（生用，去皮，破八片）　干姜一两半　甘草二两（炙）　人参二两　吴茱萸半升　黄连一两

上六味，以水六升，煮取二升，去滓，温服一升，日再服。

对应条文

● 呕吐甚则蚘出，下利时密时疏，身微热，手足厥冷，面色青，脉沉弦而紧者，四逆加吴茱萸黄连汤主之。（《桂林本伤寒杂病论·辨霍乱吐利病脉证并治》）

四逆加猪胆汁汤

于四逆汤内，加入猪胆汁半合，余依前法服；如无猪胆，以羊胆代之。

《桂林本伤寒杂病论》：甘草二两（炙） 干姜三两 附子大者一枚（生用） 猪胆汁半合 人参二两

上五味，以水三升，先煮四味，取一升，去滓，纳猪胆汁搅匀，分温再服。

对应条文

● 吐已下断，汗出而厥，四肢拘急不解，脉微欲绝者，通脉四逆加猪胆汁汤主之。（《伤寒论·辨霍乱病脉证并治第十三》）

四逆散

甘草（炙） 枳实（破，水渍炙干） 柴胡 芍药

上四味，各十分，捣筛，白饮和，服方寸匕，日三服。

《桂林本伤寒杂病论》：甘草二两（炙） 附子大者一枚 干姜一两半 人参二两

上四味，捣筛，白饮和服方寸匙，咳者去人参，加

五味子，干姜各五分，并主下利；悸者，加桂枝五分；小便不利者，加茯苓五分；泄利下重者，先以水五升，煮薤白三两，取三升，去滓，以散三方寸匕纳汤中，煮取一升半，分温再服。

对应条文

● 少阴病，四逆，其人或咳，或悸，或小便不利，或腹中痛，或泄利下重者，四逆散主之。(《伤寒论·辨少阴病脉证并治第十一》)

四时加减柴胡饮子

冬三月　加柴胡八分　白术八分　陈皮五分　大腹槟榔四枚并皮子用　生姜五分　桔梗七分

春三月　加枳实　减白术　共六味

夏三月　加生姜三分　枳实五分　甘草三分　共八味

秋三月　加陈皮三分　共六味

上吹咀，分为三贴，一贴以水三升，煮取二升，分温三服；如人行四五里进一服，如四体壅，添甘草少许，每贴分作三小贴，每小贴以水一升，煮取七合，温服，再合滓为一服。重煮，都成四服。疑非仲景方。

对应条文

● 退五脏虚热。(《金匮要略方论·杂疗方第二十三》)

生姜甘草汤(《千金》)

生姜五两　人参三两　甘草四两　大枣十五枚

上四味，以水七升，煮取三升，分温三服。

对应条文

● 治肺痿咳唾涎沫不止，咽燥而渴。(《金匮要略方论·肺痿肺痈咳嗽上气病脉证治第七》)

生姜半夏汤

半夏半升　生姜汁一升

上二味，以水三升，煮半夏，取二升，内生姜汁，煮取一升半，小冷，分四服，日三夜一服。止，停后服。

对应条文

● 病人胸中似喘不端，似呕不呕，似哕不哕，彻心中愦愦然无奈者，生姜半夏汤主之。(《金匮要略方论·呕吐哕下利病脉证治第十七》)

生姜泻心汤

生姜四两（切）　甘草三两（炙）　人参三两　干姜一两　黄芩三两　半夏半升（洗）　黄连一两　大枣十二枚

上八味，以水一斗，煮取六升，去滓，再煎取三升，温服一升，日三服。

对应条文

● 伤寒汗出，解之后，胃中不和，心下痞鞕，干噫，食臭，胁下有水气，腹中雷鸣下利者，生姜泻心汤主之。(《伤寒论·辨太阳病脉证并治下第七》)

白术石膏半夏干姜汤

白术三两　石膏半斤（绵裹）　半夏半升（洗）　干

姜二两

上四味，以水六升，煮取三升，去滓，分温三服。渴者加人参二两，黄连一两。

对应条文

● 吐利，发热，脉濡弱而大者，白术石膏半夏干姜汤主之。（《桂林本·伤寒杂病论·辨霍乱吐利病脉证并治》）

白术附子汤

白术二两　附子一枚半（炮去皮）　甘草一两（炙）生姜一两半（切）　大枣六枚

上五味，以水三升，煮取一升，去滓，分温三服。一服觉身痹，半日许再服，三服都尽，其人如冒状，勿怪，即是术、附并走皮中，逐水气，未得除故耳。

《桂林本伤寒杂病论》：白术一两　附子一枚（炮）甘草二两（炙）　生姜一两半　大枣六枚（劈）

对应条文

● 伤寒八九日，风湿相搏，身体疼烦，不能自转侧，不呕不渴，脉浮虚而涩者，桂枝附子汤主之；若大便坚，小便自利者，去桂加白术汤主之。（《金匮要略方论·痉湿暍病脉证治第二》）

白术茯苓半夏枳实汤

白术三两　茯苓四两　半夏一升　枳实一两半

上四味，以水六升，煮取三升，去滓，分温三服。

对应条文

● 先吐，后利，腹中满痛，无寒热，脉濡弱而涩者，此宿食也，白术茯苓半夏枳实汤主之。（《桂林本伤寒杂病论·辨霍乱吐利病脉证并治》）

白术茯苓厚朴汤

白术三两　茯苓四两　厚朴二两（炙去皮）

上三味，以水五升，煮取一升五合，去滓，分温再服。

对应条文

● 湿气在内，与脾相搏，发为中满；胃寒相将，变为泄泻。中满宜白术茯苓厚朴汤；泄泻宜理中汤；若上干肺，发为肺寒，宜小青龙汤；下移肾，发为淋漓，宜五苓散；流于肌肉，发为黄肿，宜麻黄茯苓汤；若流于经络，与热气相乘，则发痈脓；脾胃素寒，与湿久留，发为水饮，与燥相搏，发为痰饮，治属饮家。（《桂林本伤寒杂病论·湿病脉证并治》）

白术枳实干姜白蜜汤

白术三两　枳实一两半　干姜一两　白蜜二两

上四味，以水六升，先煮三味，去滓，取三升，纳白蜜烊消，温服一升，日三服。

对应条文

● 太阴病，大便反鞕，腹中胀满者，此脾气不转也，宜白术枳实干姜白蜜汤，若不胀满，反短气者，黄芪五物汤加干姜半夏主之。（《桂林本伤寒杂病论·辨太阴病脉

证并治》）

白术枳实桃仁干姜汤

白术二两　枳实二两　桃仁二十七枚（去皮尖）　干姜一两

上四味，以水五升，煮取二升，去滓，分温再服。

对应条文

● 脾脏结，腹中满痛，按之如覆杯，甚则腹大而坚，脉沉而紧，白术枳实桃仁干姜汤主之。若腹中胀痛，不可按，大便初溏（《桂林本伤寒杂病论·辨太阳病脉证并治下》）

白术散（《外台》）

白术　川芎　蜀椒三分（去汗）　牡蛎

上四味，杵为散，酒服一钱匕，日三服，夜一服。但苦痛，加芍药；心下毒痛，倍加川芎；心烦吐痛，不能食饮，加细辛一两、半夏大者二十枚。服之后，更以醋浆水服之。若呕，以醋浆水服之；复不解者，小麦汁服之；已后渴者，大麦粥服之。病虽愈，服之勿置。

对应条文

● 妊娠养胎，白术散主之。（《金匮要略方论·妇人妊娠病脉证并治第二十》）

● 妊娠，身有寒湿，或腹痛，或心烦，心痛，不能饮食，其胎跃跃动者，宜养之，白术散主之。（《桂林本伤寒杂病论·辨妇人各病脉证并治》）

白头翁汤

白头翁二两　黄连　黄柏　秦皮各三两

上四味，以水七升，煮取二升，去滓，温服一升；不愈，更服一升。

对应条文

● 热利下重者，白头翁汤主之。(《伤寒论·辨厥阴病脉证并治第十二》)

● 下利，欲饮水者，以有热故也，白头翁汤主之。(同上)

白头翁加甘草阿胶汤 *

白头翁　甘草　阿胶各二两　秦皮　黄连　柏皮各三两

上六味，以水七升，煮取二升半，内胶令消尽，分温三服。

《桂林本伤寒杂病论》：白头翁二两　甘草二两　阿胶二两　黄连三两　黄柏三两　秦皮三两

上六味，以水七升，煮取二升半，去滓，纳胶烊消，分温三服。

对应条文

● 产后下利虚极，白头翁加甘草阿胶汤主之。(《金匮要略方论·妇人产后病脉证治第二十一》)

● 下利，其人虚极者，白头翁加阿胶甘草汤主之。(《桂

_____

* 白头翁加甘草阿胶汤，桂林本作白头翁加阿胶甘草汤。

林本·伤寒杂病论·辨厥阴病脉证并治》）

白虎汤

知母六两　石膏一斤（碎）甘草二两　粳米六合

上四味，以水一斗，煮米熟，汤成，去滓，温服一升，日三服。

对应条文

- 伤寒脉浮，发热无汗，其表不解者，不可与白虎汤。渴欲饮水，无表证者，白虎加人参汤主之。（《伤寒论·辨太阳病脉证并治下第七》）

- 伤寒脉浮滑，此表有热、里有寒，白虎汤主之。（同上）

- 三阳合病，腹满身重，难以转侧，口不仁而面垢，谵语遗尿。发汗则谵语，下之则额上生汗，手足逆冷。若自汗出者，白虎汤主之。（《伤寒论·辨阳明病脉证并治法第八》）

- 伤寒脉滑而厥者，里有热也，白虎汤主之。（《伤寒论·辨厥阴病脉证并治第十二》）

- 传阳明，脉大而数，发热，汗出，口渴舌燥，宜白虎汤，不差与承气汤。（《桂林本·伤寒杂病论·伤寒例》）

- 病秋温，其气在中，发热，口渴，腹中热痛，下利便脓血，脉大而短涩，地黄知母黄连阿胶汤主之；不便脓血者，白虎汤主之。（《桂林本·伤寒杂病论·温病脉证并治》）

- 风温者，因其人素有热，更伤于风，而为病也。

脉浮弦而数，若头不痛者，桂枝去桂加黄芩牡丹汤主之。若伏气病温，误发其汗，则大热烦冤，唇焦，目赤，或衄，或吐，耳聋，脉大而数者，宜白虎汤；大实者，宜承气辈；若至十余日则入于里，宜黄连阿胶汤。何以知其入里？以脉沉而数，心烦不卧，故知也。（同上）

- 燥病，色黄，腹中痛不可按，大便难，脉数而滑，此燥邪乘脾也，白虎汤主之。（《桂林本伤寒杂病论·伤燥病脉证并治》）

- 太阳病，服桂枝汤后，大汗出，脉洪大者，与白虎汤；若形如疟，一日再发者，宜桂枝二麻黄一汤。（《桂林本伤寒杂病论·辨太阳病脉证并治上》）

- 伤寒，脉浮滑，此以里有热，表无寒也，白虎汤主之。（《桂林本·伤寒杂病论·辨太阳病脉证并治下》）

- 三阳合病，腹满，身重，难以转侧，口不仁面垢，若发汗则谵语，遗尿，下之，则手足逆冷，额上出汗，若自汗者，宜白虎汤。自利者，宜葛根黄连黄芩甘草汤。（《桂林本伤寒杂病论·辨太阳病脉证并治》）

白虎加人参汤

于白虎汤内，加人参三两，余依白虎汤法。

《金匮要略方论》：知母六两　石膏一斤（碎）　甘草二两　粳米六合　人参三两

上五味，以水一斗，煮米熟汤成，去滓，温服一升，日三服。

对应条文

● 服桂枝汤，大汗出后，大烦，渴不解，脉洪大者，白虎加人参汤主之。（《伤寒论·辨太阳病脉证并治法上第五》）

● 伤寒病，若吐、若下后，七八日不解，热结在里，表里俱热，时时恶风，大渴，舌上干燥而烦，欲饮水数升者，白虎加人参汤主之。（《伤寒论·辨太阳病脉证并治下第七》）

● 伤寒无大热，口燥渴，心烦，背微恶寒者，白虎加人参汤主之。（同上）

● 伤寒脉浮，发热无汗，其表不解者，不可与白虎汤。渴欲饮水，无表证者，白虎加人参汤主之。（同上）

● 若渴欲饮水，口干舌燥者，白虎加人参汤主之。（《伤寒论·辨阳明病脉证并治法第八》）

● 太阳中热者，暍是也。汗出恶寒，身热而渴，白虎加人参汤主之。（《金匮要略方论·痉湿暍病脉证第二》）

● 太阳病，服桂枝汤后，大汗出，大烦渴，脉洪大者，白虎加人参汤主之。（《桂林本·伤寒杂病论·辨太阳病脉证并治上》）

● 阳明病，渴欲饮水，口干舌燥者，白虎加人参汤主之。（《桂林本·伤寒杂病论·辨阳明病脉证并治》）

白虎加地黄汤

知母六两　石膏一斤（碎）　甘草二两（炙）　粳米六合　地黄六两

上五味以水一斗，煮米熟，汤成去滓，温服一升，日三服。

对应条文

● 病温，治不得法，留久移于三焦，其在上焦，则舌謇，神昏，宜栀子汤；其在中焦，则腹痛而利，利后腹痛，唇口干燥，宜白虎加地黄汤；其在下焦，从腰以下热，齿黑，咽干，宜百合地黄牡丹皮半夏茯苓汤。(《桂林本伤寒杂病论·温病脉证并治》)

白虎加桂枝汤

知母六两　甘草二两（炙）　石膏一斤　粳米二合　桂（去皮）三两

上锉，每五钱，水一盏半，煎至八分，去滓，温服，汗出愈。

对应条文

● 温疟者，其脉如平，身无寒但热，骨节疼烦，时呕，白虎加桂枝汤主之。(《金匮要略方论·疟病脉证并治第四》)

● 师曰：此结为癥瘕，必有疟母，急治之，宜白虎加桂枝汤。(《桂林本伤寒杂病论·辨疟病脉证并治》)

白虎加桂枝人参汤

知母六两　石膏一斤　甘草二两（炙）　粳米二合　桂枝三两　人参三两

上六味，以水一斗，煮米熟，汤成去滓，温服一升，日三服。

对应条文

● 师曰：阴气孤绝，阳气独发，则热而少气烦悗，手足热而欲呕，此名疸疟，白虎加桂枝人参汤主之。（《桂林本伤寒杂病论·辨疟病脉证并治》）

白虎加桂枝人参芍药汤

知母六两　石膏一斤碎（绵裹）　甘草二两（炙）粳米六合　桂枝一两　人参三两　芍药二两

上七味，以水八升，煮米熟汤成，温服一升，日三服。

对应条文

● 太阳中暍，发热，恶寒，身重疼痛，其脉弦细芤迟，小便已，洒洒然毛耸，手足逆冷；小有劳身即热；口开，前板齿燥；若发汗，则恶寒甚；加温针，则发热甚，数下之，则淋甚；白虎加桂枝人参芍药汤主之。（《桂林本伤寒杂病论·伤暑脉证并治》）

白虎加黄连阿胶汤

知母六两　石膏一斤碎（绵裹）　甘草二两（炙）粳米六合　人参三两　黄连三两　阿胶二两

上七味，以水一斗，先煮六味，米熟汤成去滓，纳胶烊消，温服一升，日三服。

对应条文

● 伤暑，发热，汗出，口渴，脉浮而大，名曰中暍，白虎加人参黄连阿胶汤主之。（《桂林本伤寒杂病论·伤暑脉证并治》）

白通汤

葱白四茎　干姜一两　附子一枚（生用，去皮，破八片）

上三味，以水三升，煮取一升，去滓，分温再服。

对应条文

● 少阴病，下利，白通汤主之。（《伤寒论·辨少阴病脉证并治第十一》）

● 少阴病，下利脉微者，与白通汤；利不止，厥逆无脉，干呕烦者，白通汤加猪胆汁汤主之。服汤，脉暴出者死，微续者生。（《伤寒论·辨少阴病脉证并治第十一》）

白通加猪胆汁汤

葱白四茎　干姜一两　附子一枚（生，去皮，破八片）人尿五合　猪胆汁一合

以上三味，以水三升，煮取一升，去滓，内胆汁、人尿，和令相得，分温再服，若无胆亦可用。

对应条文

● 少阴病，下利，脉微者，与白通汤。利不止，厥逆无脉，干呕烦者，白通加猪胆汁汤主之。服汤后，脉暴出者死，微续者生。（《桂林本伤寒杂病论·辨少阴病脉证并治》）

白散

桔梗三分　巴豆一分（去皮心，熬黑，研如脂）　贝母三分

上件三味为末，内巴豆，更于臼中杵之，以白饮和服。

强人半钱，羸者减之。病在膈上必吐，在膈下必利，不利进热粥一杯，利过不止，进冷粥一杯。身热，皮粟不解，欲引衣自覆者，若水以潠之、洗之，益令热却不得出，当汗而不汗，则烦。假令汗出已，腹中痛，与芍药三两如上法。

对应条文

● 病在阳，应以汗解之，反以冷水潠之，若灌之，其热被劫不得去，弥更益烦，肉上粟起，意欲饮水，反不渴者，服文蛤散。若不差者，与五苓散。寒实结胸，无热证者，与三物小陷胸汤，白散亦可服。（《伤寒论·辨太阳病脉证并治下第七》）

白蜜煎

人参一两　地黄六两　麻仁一升　白蜜八合

上四味，以水一斗，先煎三味，取五升，去滓，纳蜜，再煎一二沸，每服一升，日三夜二。

对应条文

● 动作头痛，短气，有潮热者，属阳明也，白蜜煎主之。（《桂林本伤寒杂病论·辨阳明病脉证并治》）

瓜蒂散

瓜蒂一分（熬黄）　赤小豆一分

上二味，各别捣筛，为散已，合治之，取一钱匕。以香豉一合，用热汤七合，煮作稀糜，去滓，取汁和散，温顿服之。不吐者，少少加，得快吐乃止。诸亡血虚家，不可与瓜蒂散。

对应条文

● 病如桂枝证，头不痛，项不强，寸脉微浮，胸中痞硬（桂林本·伤寒杂病论中作"鞕"），气上冲咽喉，不得息者，此为胸有寒也，当吐之，宜瓜蒂散。（《伤寒论·辨太阳病脉证并治下第七》）

● 病人手足厥冷，脉乍紧者，邪结在胸中。心中满而烦，饥不能食者，病在胸中，当须吐之，宜瓜蒂散。（《伤寒论·辨厥阴病脉证并治第十二》）

● 宿食在上脘，当吐之，宜瓜蒂散。（《金匮要略方论·腹满寒疝宿食病脉证治第十》）

● 胸中满，欲吐不吐，下利时疏，无寒热，腹中绞痛，寸口脉弱而结者，此宿食在上故也，宜瓜蒂散。（《桂林本·伤寒杂病论·辨霍乱吐利病脉证并治》）

半夏干姜散

半夏　干姜各等分

上二味，杵为散，取方寸匕，浆水一升半，煎取七合，顿服之。

对应条文

● 呕，吐逆，吐涎沫，半夏干姜散主之。（《金匮要略方论·呕吐哕下利病脉证治第十七》）

半夏泻心汤

半夏半升（洗）　黄芩　干姜　人参（以上）各三两

黄连一两　大枣十二枚（掰）　甘草三两（炙）

上七味，以水一斗，煮取六升，去滓，再煮，取三升，温服一升，日三服。

对应条文

● 伤寒五六日，呕而发热者，柴胡汤证具，而以他药下之，柴胡证仍在者，复与柴胡汤。此虽已下之，不为逆，必蒸蒸而振，却发热汗出而解。若心下满，而鞕痛者，此为结胸也，大陷胸汤主之；但满而不痛者，此为痞，柴胡不中与之，宜半夏泻心汤。（《伤寒论·辨太阳病脉证并治下第七》）

● 呕而肠鸣，心下痞者，半夏泻心汤主之。（《金匮要略方论·呕吐哕下利病脉证治第十七》）

半夏茯苓汤

半夏一升　茯苓四两　泽泻二两　干姜一两

上四味，以水四升，煮取三升，去滓，分温再服，小便利，则愈。

对应条文

● 太阴病，渴欲饮水，饮水即吐者，此为水在膈上，宜半夏茯苓汤。（《桂林本·伤寒杂病论·辨太阴病脉证并治》）

半夏厚朴汤 * （《千金》作胸满，心下坚，咽中占占，如有炙肉，吐之不出，吞之不下）

---

* 半夏厚朴汤，桂本作半夏厚朴茯苓生姜汤。

半夏一升　厚朴三两　茯苓四两　生姜五两　干苏叶二两

上五味，以水七升，煮取四升，分温四服，日三夜一服。

《桂林本伤寒杂病论》：半夏一升　厚朴三两　茯苓四两　生姜五两　苏叶二两

上五味，以水一斗，煮取四升，去滓，分温四服，日三服，夜一服，苦痛者，去苏叶，加桔梗二两。

对应条文

- 妇人咽中如有炙脔，半夏厚朴汤主之。（《金匮要略方论·妇人产后病脉证治第二十二》）
- 妇人咽中如有炙脔者，半夏厚朴茯苓生姜汤主之。（《桂林本·伤寒杂病论·辨妇人各病脉证并治》）

半夏麻黄丸

半夏　麻黄等分

上二味，末之，炼蜜和丸小豆大，饮服三丸，日三服。

对应条文

- 心下悸者，半夏麻黄丸主之。（《金匮要略方论·惊悸吐血下血胸满瘀血病脉证治第十六》）
- 胸痹，心下悸者，责其有痰也，半夏麻黄丸主之。（《桂林本·伤寒杂病论·辨胸痹病脉证并治》）

半夏散及汤

半夏（洗）　桂枝（去皮）　甘草（炙）以上各等分

以上三味，各别捣筛已，合治之，白饮和，服方寸匕，日三服。若不能散服者，以水一升，煎七沸，内散两方寸匕，更煎三沸，下火令小冷，少少咽之。

对应条文

● 少阴病咽中痛，半夏散及汤主之。(《伤寒论·辨少阴病脉证并治第十一》)

● 少阴病，咽中痛，脉反浮者，半夏散及汤主之。(《桂林本·伤寒杂病论·辨少阴病脉证并治》)

头风摩散

大附子一枚（炮）　盐等分

上二味为散，沐了，以方寸匕，已摩疢上，令药力行。

地黄半夏牡蛎酸枣仁汤

地黄六两　半夏半升　牡蛎二两　酸枣仁三两

上四味，以水四升，煮取二升，分温再服。

对应条文

● 阳旦证，发热不潮，汗出，咽干，昏睡不安，夜半反静者，宜地黄半夏牡蛎酸枣仁汤主之；若口渴，烦躁，小便赤，谵语者，竹叶石膏黄芩泽泻半夏甘草汤主之。(《桂林本伤寒杂病论·辨太阳病脉证并治上》)

地黄知母黄连阿胶汤

地黄八两　知母四两　黄连三两　阿胶一两

上四味，以水一斗，煮米熟，汤成去滓，温服一升，

地黄黄柏黄连半夏汤

地黄半斤　黄柏六两　黄连三两　半夏一升（洗）

上四味，以水八升，煮取三升，去滓，温服一升，日三服。

对应条文

● 热病，咽中干，腰痛，足热，脉沉而数，此热邪移肾也，地黄黄柏黄连半夏汤主之。（《桂林本伤寒杂病论·热病脉证并治》）

六　画

芍药甘草汤

白芍药四两　甘草四两（炙）

上二味咬咀，以水三升，煮取一升半，去滓，分温再服之。

对应条文

● 伤寒脉浮，自汗出，小便数，心烦，微恶寒，脚挛急，反与桂枝汤，欲攻其表，此误也。得之便厥，咽中干，烦燥，吐逆者，作甘草干姜汤与之，以复其阳。若厥愈、足温者，更作芍药甘草汤与之，其脚即伸。若胃气不和，谵语者，少与调胃承气汤。若重发汗，复加烧针者，四逆汤主之。（《伤寒论·辨太阳病脉证并治法上第五》）

● 师曰：言夜半手足当温，两脚当伸，后如师言。何以知此？

答曰：寸口脉浮而大，浮则为风，大则为虚，风则生微热，虚则两胫挛。病证象桂枝，因加附子参其间，增桂令汗出，附子温经，亡阳故也。厥逆咽中干，烦燥，阳明内结，谵语，烦乱，更饮甘草干姜汤。夜半阳气还，两足当热，胫尚微拘急，重与芍药甘草汤，尔乃胫伸，以承气汤微溏，则止其谵语，故知病可愈。（同上）

芍药甘草附子汤

芍药三两　甘草三两（炙）　附子一枚（炮，去皮，破八片）

以上三味，以水伍升，煮取一升五合，去滓，分温服。（疑非仲景意）

对应条文

● 发汗，病不解，反恶寒者，虚故也，芍药甘草附子汤主之。（《伤寒论·辨太阳病脉证并治中第六》）

芎归胶艾汤（一方加干姜一两，胡氏治妇人胞动，无干姜。）

川芎二两　阿胶二两　甘草二两　艾叶三两　当归三两　芍药四两　干地黄

上七味，以水五升，清酒三升，合煮取三升，去滓，内胶，令消尽，温服一升，日三服。不差，更作。

对应条文

● 师曰：妇人有漏下者，有半产后因续下血都不绝者，有妊娠下血者，假令妊娠腹中痛，为胞阻，胶艾汤主之。

（《金匮要略方论·妇人妊娠病脉证并治第二十》）

百合贝母茯苓桔梗汤

百合七枚（洗去沫）　贝母三两　茯苓三两　桔梗二两

上四味，以水七升，煮取三升，去滓，温服一升，日三服。

对应条文

● 肺脏结，胸中闭塞，喘，咳，善悲，脉短而涩，百合贝母茯苓桔梗汤主之。若咳而唾血，胸中痛，此为实，葶苈栝蒌桔梗牡丹汤主之。（《桂林本伤寒杂病论·辨太阳病脉证并治下》）

百合地黄汤

百合七枚（劈）　生地黄汁一升

上以水洗百合，渍一宿，当白沫出，出其水，更以泉水二升，煎取一升，去滓，内地黄汁，煎取一升五合，分温再服。中病，勿更服。大便当如漆。

对应条文

● 百合病，不经吐、下、发汗，病形如初者，百合地黄汤主之。（《金匮要略方论·百合狐惑阴阳毒病证治第三》）

百合地黄加牡蛎汤

百合七枚　地黄汁一升　牡蛎二两

上三味，先以水洗百合，渍一宿，当白沫出，去其水，另以泉水二升，煮二味，取一升，去滓，内地黄汁，煮取一升五合，分温再服。

对应条文

● 伤暑，汗出已，发热，烦躁，声嘶，脉反浮而数者，此为肺液伤，百合地黄加牡蛎汤主之。(《桂林本·伤寒杂病论·伤暑脉证并治》)

百合地黄牡丹皮半夏茯苓汤

百合七枚（劈）　地黄汁一升　牡丹皮六两　半夏一升　茯苓四两

上五味，先以水洗百合，渍一宿，当白沫出，去其水，别以水二升，煮取一升，去滓，别以泉水四升，煮三味，取二升，去滓，内地黄汁，与百合汁，更上火，令沸，温服一升，日三服。

对应条文

● 病温，治不得法，留久移于三焦，其在上焦，则舌蹇，神昏，宜栀子汤；其在中焦，则腹痛而利，利后腹痛，唇口干燥，宜白虎加地黄汤；其在下焦，从腰以下热，齿黑，咽干，宜百合地黄牡丹皮半夏茯苓汤。(《桂林本伤寒杂病论·温病脉证并治》)

百合鸡子汤 *

百合七枚（劈）　鸡子黄一枚

---

* 百合鸡子汤，桂林本作百合鸡子黄汤。

上先以水洗百合，渍一宿，当白沫出，去其水，更以泉水二升，煎取一升，去滓，内鸡子黄，搅匀，煎五分，温服。

《桂林本伤寒杂病论》：百合七枚　鸡子黄一枚

上二味，先洗煮百合如前法，去滓，内鸡子黄，搅匀，顿服之。

对应条文

● 百合病，吐之后者，用后方主之。（《金匮要略方论·百合狐惑阴阳毒病证治第三》）

● 百合病，见于吐之后者，百合鸡子黄汤主之。（《桂林本伤寒杂病论·辨百合狐惑阴阳毒病脉证并治》）

百合知母汤

百合七枚（劈）　知母三两（切）

上先以水洗百合，渍一宿，当白沫出，去其水，更以泉水二升，煎取一升，去滓；别以泉水二升，煎知母，取一升，去滓；后会和，煎一升五合，分温再服。

对应条文

● 百合病，发汗后者，百合知母汤主之。（《金匮要略方论·百合狐惑阴阳毒病证治第三》）

百合洗方

上以百合一升，以水一斗，渍之一宿，以洗身，洗已，食煮饼，勿以盐豉也。

对应条文

● 百合病一月不解，变成渴者，百合洗方主之。（《金

匮要略方论·百合狐惑阴阳毒病证治第三》)

百合滑石代赭汤

百合七枚　滑石三两　代赭石如弹丸大（碎，绵裹）

上三味，以水先洗，煮百合如前法，别以泉水二升，煮二味，取一升，去滓，合和，重煎，取一升五合，分温再服。

对应条文

● 百合病，见于下之后者，百合滑石代赭汤主之。（《桂林本伤寒杂病论·辨百合狐惑阴阳毒病脉证并治》）

百合滑石散

百合一两（炙）　滑石三两

上为散，饮服方寸匕，日三服。当微利者，止服，热则除。

《桂林本·伤寒杂病论》：百合一两（炙）　滑石二两

上二味，为散，饮服方寸匙，日三服，当微利，热除则止后服。

对应条文

● 百合病，变发热者（一作发寒热），百合滑石散主之。（《金匮要略方论·百合狐惑阴阳毒病证治第三》）

当归贝母苦参丸（男子加滑石半两）

当归　贝母　苦参各四两

上三味，末之，炼蜜丸如小豆大，饮服三丸，加至十丸。

对应条文

● 妊娠，小便难，饮食如故，当归贝母苦参丸主之。（《桂林本伤寒杂病论·辨妇人各病脉证并治》）

当归四逆汤

当归三两　桂枝三两　芍药三两　细辛三两　大枣二十五个　通草二两　甘草二两（炙）

上七味，以水八升，煮取三升，去滓，温服一升，日三服。

对应条文

● 手足厥寒，脉细欲绝者，当归四逆汤主之。（《伤寒论·辨厥阴病脉证并治第十二》）

● 下利，脉大者，虚也，以其强下之故也。设脉浮革，固尔肠鸣者，属当归四逆汤主之。（《伤寒论·辨可下病脉证并治第二十一》）

● 少阴病，脉微而弱，身痛如掣者，此荣卫不和故也，当归四逆汤主之。（《桂林本伤寒杂病论·辨少阴病脉证并治》）

当归四逆加人参附子汤

当归三两　桂枝三两（去皮）　芍药三两　细辛三两　甘草二两（炙）　木通二两　大枣二十五枚（劈）　人参三两　附子一枚（炮，去皮，破八片）

上九味，以水八升，煮取三升，去滓，温服一升，日三服。

对应条文

- 伤寒，手足厥逆，脉细欲绝者，当归四逆加人参附子汤主之；若其人内有久寒者，当归四逆加吴茱萸生姜附子汤主之。（《桂林本·伤寒杂病论·辨厥阴病脉证并治》）

当归四逆加吴茱萸生姜附子汤

吴茱萸二升　生姜半斤　附子一枚（炮，去皮，破八片）　当归三两　桂枝三两（去皮）　芍药三两　细辛三两　甘草二两（炙）　木通二两　大枣二十五枚（劈）

上十味，以水六升，清酒六升，和煮取三升，温服一升，日三服。

对应条文

- 伤寒，手足厥逆，脉细欲绝者，当归四逆加人参附子汤主之；若其人内有久寒者，当归四逆加吴茱萸生姜附子汤主之。（《桂林本伤寒杂病论·辨厥阴病脉证并治》）

当归生姜羊肉汤

当归三两　生姜五两　羊肉一斤

上三味，以水八升，煮取三升，温服七合，日三服。若寒多者加生姜成一斤；痛多而呕者，加橘皮二两、白术一两。加生姜者，亦加水五升，煮取三升二合，服之。

对应条文

- 寒疝腹中痛，及胁痛里急者，当归生姜羊肉汤主之。

（《金匮要略方论·腹满寒疝宿食病脉证治第十》）

● 病解能食，七八日更发热者，此为胃实，大承气汤主之。产后腹中疼痛，当归生姜羊肉汤主之；并治腹中寒疝虚劳不足。（《金匮要略方论·妇人产后病脉证治第二十一》）

● 产后腹中疼痛，若虚寒不足者，当归生姜羊肉汤主之。（《桂林本·伤寒杂病论·辨妇人各病脉证并治》）

当归芍药散

当归三两　芍药一斤　茯苓四两　白术四两　泽泻半斤　川芎半斤（一作三两）

上六味，杵为散，取方寸匕，酒和，日三服。

对应条文

● 妇人怀娠，腹中㽲痛，当归芍药散主之。（《金匮要略方论·妇人妊娠病脉证并治第二十》）

● 妇人腹中诸疾痛，当归芍药散主之。（《金匮要略方论·妇人杂病脉证并治第二十二》）

● 妇人腹中病痛者，当归芍药散主之；小建中汤亦主之；当归芍药散见前。（《桂林本伤寒杂病论·辨妇人各病脉证并治》）

当归附子汤

当归四两　附子大者一枚（炮去皮破八片）　人参三两　黄连三两　黄柏三两

上五味，以水六升，煮取三升，温服一升，日三服。

对应条文

- 三日少阳受之，即与厥阴俱病，则耳聋，囊缩而厥，水浆不入，脉乍弦乍急，乍细乍散，宜当归附子汤主之。(《桂林本伤寒杂病论·伤寒例》)

当归散

当归　黄芩　芍药　川芎各一斤　白术半斤

上五味，杵为散，酒饮服方寸匕，日再服。妊娠常服即易产，胎无疾苦。产后百病悉主之。

对应条文

- 妇人妊娠，宜常服当归散主之。(《金匮要略方论·妇人妊娠病脉证并治第二十》)
- 妇人妊娠，身无他病，宜常服当归散，则临产不难，产后亦免生他病。(《桂林本伤寒杂病论·辨妇人各病脉证并治》)

竹叶石膏汤

竹叶二把（辛平）　石膏一斤（甘寒）　半夏半升（洗，辛温）　麦门冬一升（甘平，去心）　人参三两（甘温）甘草二两（甘平，炙）　粳米半升（甘微寒）

上七味，以水一斗，煮取六升，去滓，内粳米，煮米熟，汤成，去米，温服一升，日三服。

对应条文

- 伤寒解后，虚羸少气，气逆欲吐者，竹叶石膏汤主之。(《伤寒论·阴阳易差后劳复病证并治第十四》)

竹叶石膏杏子甘草汤

竹叶一把　石膏半斤　杏仁三十枚（去皮尖）　甘草二两

上四味，以水五升，煮取三升，去滓，温服一升，日三服。

对应条文

● 燥病，口渴，咽干，喘，咳，胸满痛甚则唾血，脉浮短而急，此燥邪干肺也，竹叶石膏杏子甘草汤主之；若移于大肠，则大便难，口渴，欲饮热，脉急大，在下者，麻仁白蜜煎主之。（《桂林本伤寒杂病论·伤燥病脉证并治》）

竹叶石膏黄芩泽泻半夏甘草汤

竹叶两把　石膏半斤（绵裹）　黄芩三两　泽泻二两　半夏半升　甘草二两

上六味，以水五升，煮取三升，去滓，温服一升，日三服。

对应条文

● 阳旦证，发热不潮，汗出，咽干，昏睡不安，夜半反静者，宜地黄半夏牡蛎酸枣仁汤主之；若口渴，烦躁，小便赤，谵语者，竹叶石膏黄芩泽泻半夏甘草汤主之。（《桂林本伤寒杂病论·辨太阳病脉证并治上》）

竹叶汤

竹叶一把　葛根三两　防风　桔梗　桂枝　人参　甘草各一两　附子一枚（炮）　大枣十五枚　生姜五两

上十味，以水一斗，煮取二升半，分温三服，温覆使汗出。颈项强，用大附子一枚，破之如豆大，煎药汤去沫。呕者，加半夏半升洗。

对应条文

- 产后，中风发热，面正赤，喘而头痛，竹叶汤主之。（《金匮要略方论·妇人产后病脉证治第二十一》）

- 产后中风，发热，面赤，头痛，汗出而喘，脉弦数者，竹叶汤主之。（《桂林本伤寒杂病论·辨妇人各病脉证并治》）

竹皮大丸

生竹茹二分　石膏二分　桂枝一分　甘草七分　白薇一分

上五味，末之，枣肉和丸弹子大，以饮服一丸，日三夜二服。有热者，倍白薇，烦喘者加柏实一分。

对应条文

- 妇人乳中虚，烦乱呕逆，安中益气，竹皮大丸主之。（《金匮要略方论·妇人产后病脉证治第二十一》）

- 产后烦乱，呕逆，无外证者，此乳中虚也，竹皮大丸主之。（《桂林本伤寒杂病论·辨妇人各病脉证并治》）

竹茹半夏汤

竹茹二两　栝蒌根二两　茯苓三两　半夏半升

上四味，以水五升，煮取三升，分温三服。

对应条文

- 伤暑，发热，无汗，水行皮中故也，脉必浮而滑，

先以热水灌之，令汗出，后以竹茹半夏汤与之。(《桂林本伤寒杂病论·伤暑脉证并治》)

防己地黄汤

防己一钱　桂枝三钱　防风三钱　甘草二钱

上四味，以酒一杯，浸之一宿，绞取汁，生地黄二斤，咬咀，蒸之如斗米饭久，以铜器盛其汁，更绞地黄汁，和分再服。

对应条文

● 治病如狂状，妄行，独语不休，天寒热，其脉浮。(《金匮要略方论·中风历节病脉证并治第五》)

防己茯苓汤

防己三两　黄芪三两　桂枝三两　茯苓六两　甘草二两

上五味，以水六升，煮取二升，分温三服。

对应条文

● 皮水为病，四肢肿，水气在皮肤中，四肢聂聂动者，防己茯苓汤主之。(《金匮要略方论·水气病脉证并治第十四》)

防己黄芪汤

①防己一两　甘草半两（炒）　白术七钱半　黄芪一两一分（去芦）

上锉麻豆大，每抄五钱匕，生姜四片，大枣一枚，水盏半，煎八分，去滓温服，良久再服。喘者加麻黄半两；胃中不和者加芍药三分；气上冲者加桂枝三分；下有陈寒者加细辛三分。服后当如虫行皮中，从腰下如冰，后坐被上，又以一被绕腰以下，温令微汗，差。

②防己一两　黄芪一两一分　白术三分　甘草半两（炙）

上锉，每服五钱匕，生姜四片，枣一枚，水盏半，煎取八分，去滓，渴服，良久再服。

《桂林本伤寒杂病论》：①防己一两　甘草五钱（炙）白术七钱半　黄芪一两

②防己二两　甘草一两（炙）　白术一两　黄芪二两生姜一两　大枣十二枚（劈）

对应条文

● 风湿，脉浮身重、汗出恶风者，防己黄芪汤主之。（《金匮要略方论·痉湿暍病脉证治第二》）

● 风水，脉浮身重，汗出恶风者，防己黄芪汤主之。腹痛者加芍药。（《金匮要略方论·水气病脉证并治第十四》）

●《外台》防己黄芪汤：治风水，脉浮为在表，其人或头汗出，表无他病，病者但下重，从腰以上为和，腰以下当肿及阴，难以屈伸。（同上）

防己椒目葶苈大黄丸

防己　椒目　葶苈　大黄各一两

日三服。

对应条文

• 病秋温，其气在中，发热，口渴，腹中热痛，下利便脓血，脉大而短涩，地黄知母黄连阿胶汤主之；不便脓血者，白虎汤主之。（《桂林本伤寒杂病论·温病脉证并治》）

地黄黄柏茯苓栝蒌汤

地黄六两　黄柏三两　茯苓三两　栝蒌根四两

上四味，以水六升，煮取三升，去滓，温服一升，日三服。

对应条文

• 燥病，咽干，喉痛，少腹急痛，小便赤，脉沉而急，此燥邪移肾也，地黄黄柏茯苓栝蒌汤主之。（《桂林本伤寒杂病论·伤燥病脉证并治》）

地黄黄柏秦皮茯苓泽泻汤

地黄六两　黄柏三两　秦皮二两　茯苓三两　泽泻一两

上五味，以水八升，煮取三升，去滓，温服一升，日三服。

对应条文

• 病温，发热，腰以下有水气，甚煮取三升，少腹热痛，小便赤数，脉急而数下尺中者，此温邪移肾也，地黄黄柏秦皮茯苓泽泻汤主之。（《桂林本伤寒杂病论·温病脉证并治》）

上四味，捣筛，炼蜜为丸，如梧桐子大，先食，饮服一丸，日三服，不知稍增。

对应条文

● 腹满，口舌干燥，肠间有水气者，防己椒目葶苈大黄丸主之。（《桂林本伤寒杂病论·辨咳嗽水饮黄汗历节病脉证并治》）

红蓝花酒

红蓝花一两

上一味，以酒一大升，煎减半，顿服一半，未止，再取。

对应条文

● 妇人六十二种风，及腹中血气刺痛，红蓝花酒主之。（《金匮要略方论·妇人杂病脉证并治第二十二》）

七 画

麦门冬汤

麦门冬七升　半夏一升　人参三两　甘草二两　粳米三合　大枣十二枚

上六味，以水一斗二升，煮取六升，温服一升，日三夜一服。

《桂林本伤寒杂病论》：麦门冬七升　半夏一升　人参二两　甘草二两（足）　粳米三合　大枣十二枚

上六味，以水一斗二升，煮取六升，去滓，温服一升，日三服，夜三服。

对应条文

● 火逆上气，咽喉不利，止逆下气者，麦门冬汤主之。（《金匮要略方论·肺痿肺痈咳嗽上气病脉证治第七》）

赤小豆当归散 *

赤小豆三升（浸，令芽出，曝干） 当归三两

上二味，杵为散，浆水服方寸匕，日三服。

《桂林本伤寒杂病论》：赤小豆三升（浸，令毛出，曝干） 当归十两

上二味，杵为散，浆水服方寸匙，日三服。

对应条文

● 病者脉数，无热微烦，默默但欲卧，汗出，初得之三四日，目赤如鸠眼；七八日，目四眦（一本此有黄字）黑。若能食者，脓已成也，赤小豆当归散主之。（《金匮要略方论·百合狐惑阴阳毒病证治第三》）

● 病者脉数，无热微烦，默默但欲卧，汗出，初得之三四日，目赤如鸠眼，七八日，目四眦黑，若能食者，脓已成也，赤豆当归散主之。（《桂林本伤寒杂病论·辨百合狐惑阴阳毒病脉证并治》）

● 下血，先血而便者，此近血也，赤豆当归散主之。（《桂林本伤寒杂病论·辨瘀血吐衄下血疮痈病脉证并治》）

---

* 赤小豆当归散，桂本作赤豆当归散。

赤丸

茯苓四两　乌头二两（炮）　半夏四两（洗）（一方用桂）　细辛一两《千金》作人参）

上四味，末之，内真朱为色，炼蜜丸如麻子大，先食酒饮下三丸，日再，夜一服，不知，稍增之，以知为度。

对应条文

● 寒气厥逆，赤丸主之。（《金匮要略方论·腹满寒疝宿食病脉证治第十》）

苇茎汤（《千金》）

苇茎二升　薏苡仁半升　桃仁五十枚　瓜瓣半升

上四味，以水一斗，先煮苇茎得五升，去滓，内诸药，煮取二升，服一升，再服，当吐如脓。

对应条文

● 治咳有微热，烦满，胸中甲错，是为肺痈。（《金匮要略方论·肺痿肺痈咳嗽上气病脉证治第七》）

连翘阿胶半夏赤小豆汤

连翘二两　阿胶一两半　半夏半升（洗）　赤小豆三两

上四味，以水四升，先煮三物，取二升，去滓，纳胶烊消，温服七合，日三服。

对应条文

● 心脏结，则心中痛，或在心下郁郁不乐，脉大而涩，连翘阿胶半夏赤小豆汤主之。若心中热痛而烦，脉大而弦急者，此为实也，黄连阿胶半夏桃仁茯苓汤主之。（《桂

吴茱萸汤

吴茱萸一升（洗）　人参三两　生姜六两（切）　大枣十二枚（掰）

上四味，以水七升，煮取二升，去滓，温服七合，日三服

对应条文

● 食谷欲呕者，属阳明也，吴茱萸汤主之。得汤反剧者，属上焦也。（《伤寒论·辨阳明病脉证并治法第八》）

● 少阴病，吐利，手足厥冷，烦躁欲死者，吴茱萸汤主之。（《伤寒论·辨少阴病脉证并治第十一》）

● 干呕，吐涎沫，头痛者，吴茱萸汤主之。（《伤寒论·辨厥阴病脉证并治第十二》）

● 师曰：脏结者，五脏各具，寒热攸分，宜求血分，虽有气结，皆血为之。假令肝脏结，则两胁痛而呕，脉沉弦而结者，宜吴茱萸汤。若发热不呕者，此为实，脉当沉弦而急，桂枝当归牡丹皮桃仁枳实汤主之。（《桂林本伤寒杂病论·辨太阳病脉证并治下》）

● 食谷欲呕者，属阳明也，吴茱萸汤主之。得汤反剧者，属上焦也，小半夏汤主之。（《桂林本伤寒杂病论·辨阳明病脉证并治》）

● 趺阳脉微而弦，法当腹满，若不满者，必大便难，两胠疼痛，此为虚寒，当温之，宜吴茱萸汤。（同上）

- 少阴病，吐，利，手足逆冷，烦躁欲死者，吴茱萸汤主之。(《桂林本伤寒杂病论·辨少阴病脉证并治》)

- 呕而胸满者，吴茱萸汤主之。(《桂林本伤寒杂病论·辨厥阴病脉证并治》)

- 干呕，吐涎沫，头痛者，吴茱萸汤主之。(同上)

牡蛎汤

牡蛎四两（熬） 麻黄（去节）四两 甘草二两 蜀漆三两

上四味，以水八升，先煮蜀漆、麻黄，去上沫，得六升，内诸药，煮取三升，温眼一升，若吐，则勿更服。

对应条文

- 治牡疟。(《金匮要略方论·疟病脉证并治第四》)

牡蛎泽泻散

牡蛎（熬） 泽泻 栝蒌根 蜀漆（平，洗，去腥） 葶苈（熬） 商陆根（熬） 海藻（洗，去咸） 以上各等分

上七味，异捣下筛为散，更入臼中治之，白饮和服方寸匕。小便利，止后服，日三服。

对应条文

- 大病差后，从腰以下有水气者，牡蛎泽泻散主之。(《伤寒论·阴阳易差后劳复病证并治第十四》)

皂荚丸

皂荚八两（刮去皮，用酥炙）

上一味，末之，蜜丸梧子大，以枣膏和汤取三丸，日三夜一服。

对应条文

● 咳逆上气，时时吐浊，但坐不得眠，皂荚丸主之。（《金匮要略方论·肺痿肺痈咳嗽上气病脉证治第七》）

诃梨勒散

诃梨勒十枚（煨）

上一味为散，粥饮和，顿服。（疑非仲景方）

对应条文

● 气利，诃梨勒散主之。（《金匮要略方论·呕吐哕下利病脉证治第十七》）

附子汤

附子二枚（破八片，去皮） 茯苓三两 人参二两 白术四两 芍药三两

上五味，以水八升，煮取三升，去滓，温服一升，日三服。

对应条文

● 太阳病，下之后，脉促胸满者，桂枝去芍药汤主之。若微恶寒者，去芍药方中，加附子汤主之。（《伤寒论·辨太阳病脉证并治法上第五》）

● 少阴病，得之一二日，口中和，其背恶寒者，当灸之，附子汤主之。（《伤寒论·辨少阴病脉证并治第十一》）

● 少阴病，身体痛，手足寒，骨节痛，脉沉者，附

子汤主之。（同上）

- 妇人怀娠六七月，脉弦发热，其胎愈胀，腹痛恶寒者，少腹如扇，所以然者，子藏开故也，当以附子汤温其藏。（《金匮要略方论·妇人妊娠病脉证并治第二十》）

附子泻心汤

大黄二两　黄连　黄芩各一两　附子一枚（炮，去皮，破，别煮取汁）

上四味，切三味，以麻沸汤二升渍之，须臾，绞去滓，内附子汁，分温再服。

对应条文

- 心下痞而复恶寒，汗出者，附子泻心汤主之。（《伤寒论·辨太阳病脉证并治下第七》）
- 心下痞，而复恶寒者，附子泻心汤主之。（《桂林本伤寒杂病论·辨太阳病脉证并治下》）

附子细辛黄连黄芩汤

附子大者一枚（炮，去皮，破八片）　细辛二两　黄连四两　黄芩二两

上四味，以水六升，煮取三升，温服一升，日三服。

对应条文

- 传少阴，脉沉细而数，手足时厥时热，咽中痛，小便难，宜附子细辛黄连黄芩汤。（《桂林本伤寒杂病论·伤寒例》）

附子粳米汤

附子一枚（炮）　半夏半升　甘草一两　大枣十枚　粳米半升。

上五味，以水八升，煮米熟，汤成，去滓，温服一升，三日服。

对应条文

● 腹中寒气，雷鸣切痛，胸胁逆满，呕吐，附子粳米汤主之。(《金匮要略方论·腹满寒疝宿食病脉证治第十》)

● 阳明病，腹中切痛，雷鸣，逆满，呕吐者，此虚寒也，附子粳米汤主之。(《桂林本伤寒杂病论·辨阳明病脉证并治》)

八　画

抵当丸

水蛭二十个　虻虫二十五个　桃仁二十个（去皮尖）大黄三两

上四味，杵分为四丸，以水一升，煮一丸，取七合服之，日晬时，当下血；若不下者，更服。

对应条文

● 伤寒有热，少腹满，应小便不利；今反利者，为有血也，当下之，不可余药，宜抵当丸。(《伤寒论·辨太阳病脉证并治中第六》)

抵当汤

　　水蛭三十个（熬）　虻虫三十个（熬，去翅足）　桃仁二十个（去皮尖）　大黄三两（酒浸）

　　上四味为末，以水五升，煮取三升，去滓，温服一升，不下再服。

　　对应条文

　　• 太阳病六七日，表证仍在，脉微而沉，反不结胸，其人发狂者，以热在下焦，少腹当鞕满，小便自利者，下血乃愈，所以然者，以太阳随经，瘀热在里故也。抵当汤主之。（《伤寒论·辨太阳病脉证并治中第六》）

　　• 太阳病，身黄脉沉结，少腹鞕，小便不利者，为无血也；小便自利，其人如狂者，血证谛也，抵当汤主之。（同上）

　　• 阳明证，其人喜忘者，必有畜血。所以然者，本有久瘀血，故令喜忘，屎虽鞕，大便反易，其色必黑，宜抵当汤下之。（《伤寒论·辨阳明病脉证并治法第八》）

　　• 病人无表里证，发热七八日，虽脉浮数者，可下之。假令已下，脉数不解，合热则消谷喜饥，至六七日，不大便者，有瘀血，宜抵当汤。（同上）

　　• 妇人经水不利下，抵当汤主之。（亦治男子膀胱满急有瘀血者）（《金匮要略方论·妇人杂病脉证并治第二十二》）

　　• 妇人时腹痛，经水时行时止，止而复行者，抵当汤主之。（《桂林本伤寒杂病论·辨妇人各病脉证并治》）

苦参汤

苦参一升,以水一斗,煎取七升,去滓,熏洗,日三服。

对应条文

● 蚀于下部则咽干,苦参汤洗之。(《金匮要略方论·百合狐惑阴阳毒病证治第三》)

● 狐惑之为病,状如伤寒,默默欲眠,目不得闭,卧起不安。蚀于喉为惑,蚀于阴为狐,不欲饮食,恶闻食臭,其面目乍赤,乍黑,乍白,蚀于上部则声嗄,甘草泻心汤主之;蚀于下部则咽干,苦参汤洗之;蚀于肛者,雄黄熏之。(《桂林本·伤寒杂病论·辨百合狐惑阴阳毒病脉证并治》)

苦酒汤

半夏(洗,破,如枣核大)十四枚　鸡子一枚(去黄,内上苦酒着鸡子壳中)

上二味,内半夏,着苦酒中,以鸡子壳,置刀环中,安火上,令三沸,去滓,少少含咽之,不差,更作三剂。

对应条文

● 少阴病,咽中伤生疮,不能语言,声不出者,苦酒汤主之。(《伤寒论·辨少阴病脉证并治第十一》)

苓甘五味姜辛汤

茯苓四两　甘草三两　干姜三两　细辛三两　五味半升

上五味,以水八升,煮取三升,去滓,温服半升,日三。

对应条文

● 冲气即低，而反更咳，胸满者，用桂苓五味甘草汤去桂，加干姜、细辛，以治其咳满。

苓甘五味加姜辛半夏杏仁汤

茯苓四两　甘草三两　五味半升　干姜三两　细辛三两　半夏半升　杏仁半升（去皮尖）

上七味，以水一斗，煮取三升，去滓，温服半开，日三。

对应条文

● 咳满即止，而更复渴，冲气复发者，以细辛、干姜为热药也。服之当遂渴，而渴反止老，为支饮也。支饮者，法当冒，冒者必呕，呕者复内半夏，以去其水。（《金匮要略方论·痰饮咳嗽病脉证并治第十二》）

● 水去呕止，其人形肿者，加杏仁主之。其证应内麻黄，以其人逐痹，故不内之。若逆而内之者，必厥。所以然者，以其人血虚，麻黄发其阳故也。（《金匮要略方论·痰饮咳嗽病脉证并治第十二》）

苓甘五味加姜辛半杏大黄汤

茯苓四两　甘草三两　五味半升　干姜三两　细辛三两　半夏半升　杏仁半升　大黄三两

上八味，以水一斗，煮取三升，去滓，温服半升，日三。

对应条文

● 若面热如醉，此为胃热上冲熏其面，加大黄以利之。（《金匮要略方论·百合狐惑阴阳毒病证治第三》）

103

矾石丸

矾石三分（烧）　杏仁一分

上二味，末之，炼蜜和丸枣核大，内藏中，剧者再内之。

对应条文

● 妇人经水闭不利，藏坚癖不止，中有干血，下白物，矾石丸主之。（《金匮要略方论·妇人杂病脉证并治第二十二》）

● 妇人经水闭，脏坚癖，下白物不止，此中有干血也，矾石丸主之。（《桂林本伤寒杂病论·辨妇人各病脉证并治》）

矾石汤

矾石二两

上一味，以浆水一斗五升，煎三五沸，浸脚良。

对应条文

● 治脚气冲心。（《金匮要略方论·中风历节病脉证并治第五》）

奔豚汤

甘草　川芎　当归各二两　半夏四两　黄芩二两
生葛五两　芍药二两　生姜四两　甘李根白皮一升

上九味，以水二斗，煮取五升，温服一升，日三夜一服。

《桂林本伤寒杂病论》：甘草二两（炙）　芎䓖二两
当归二两　黄芩二两　芍药二两　半夏四两　生姜四两
葛根五两　桂枝三两

上九味，以水二斗，煮取五升，温服一升，日三服，

104

夜二服。

对应条文

• 奔豚气上冲胸,腹痛,往来寒热,奔豚汤主之。(《金匮要略方论·奔豚气病脉证治第八》)

肾气丸

干地黄八两　薯蓣四两　山茱萸四两　泽泻三两 茯苓三两　牡丹皮三两　桂枝一两　附子(炮)一两

上八味末之,炼蜜和丸,梧子大,酒下十五丸,加至二十五丸,日再服。

对应条文

• 虚劳腰痛,少腹拘急,小便不利者,八味肾气丸主之。(《金匮要略方论·血痹虚劳病脉证并治第六》)

• 夫短气有微饮,当从小便去之,苓桂术甘汤主之;肾气丸亦主之。(《金匮要略方论·痰饮咳嗽病脉证并治第十二》)

• 男子消渴,小便反多,以饮一斗,小便一斗,肾气丸主之。(《金匮要略方论·消渴小便不利淋病脉证并治第十三》)

• 问曰:妇人病,饮食如故,烦热不得卧,而反倚息者,何也?师曰:此名转胞不得溺也。以胞系了戾,故致此病,但利小便则愈,宜肾气丸主之。(《金匮要略方论·妇人杂病脉证并治第二十二》)

• 消渴,小便多,饮一斗,小便亦一斗者,肾气丸主之。

（《桂林本伤寒杂病论·辨厥阴病脉证并治》）

- 虚劳，腰痛，少腹拘急，小便不利者，肾气丸主之。（《桂林本伤寒杂病论·辨血痹虚劳病脉证并治》）

- 师曰：此名转胞，不得溺也，以胞系了戾，故致此病，但利小便则愈，肾气丸主之。（《桂林本伤寒杂病论·辨妇人各病脉证并治》）

炙甘草汤

甘草四两（炙）　生姜三两（切）　桂枝三两（去皮）
人参二两　生地黄一斤　阿胶二两　麦门冬半升（去心）
麻子仁半升　大枣十二枚（掰）

上九味，以清酒七升，水八升，先煮八味，取三升，去滓，内胶烊消尽，温服一升，日三服，一名复脉汤。

对应条文

- 伤寒脉结代，心动悸，炙甘草汤之。（《伤寒论·辨太阳病脉证并治下第七》）

- 《千金翼》炙甘草汤（一云复脉汤）：治虚劳不足，汗出而闷，脉结悸，行动如常，不出百日，危急者十一日死。（《金匮要略方论·血痹虚劳病脉证并治第六》）

- 《外台》炙甘草汤：治肺痿涎唾多，心中温温液液者。（《金匮要略方论·肺痿肺痈咳嗽上气病脉证治第七》）

- 伤寒脉结促，心动悸者，炙甘草汤主之。（《桂林本伤寒杂病论·辨太阳病脉证并治下》）

- 咳而唾涎沫不止，咽燥，口渴，其脉浮细而数者，此为肺痿，炙甘草汤主之。（《桂林本伤寒杂病论·辨咳嗽水饮黄汗历节病脉证并治》）

泻心汤

大黄二两　黄连一两　黄芩一两

上三味，以水三升，煮取一升，顿服之。

《桂林本伤寒杂病论》：大黄二两　黄连一两

上二味，以麻沸汤二升，渍之，须臾绞去滓，分温再服。

对应条文

- 心气不足，吐血，衄血，泻心汤主之。亦治疗霍乱（《金匮要略方论·惊悸吐血下血胸满瘀血病脉证治第十六》）

- 妇人吐涎沫，医反下之，心下即痞，当先治其吐涎沫，小青龙汤主之；涎沫止，乃治痞，泻心汤主之。（《金匮要略方论·妇人杂病脉证并治第二十二》）

- 心气不足，吐血，若衄血者，泻心汤主之。（《桂林本·伤寒杂病论·辨瘀血吐衄下血疮痈病脉证并治》）

泽泻汤

泽泻五两　白术二两

上二味，以水二升，煮取一升，分温再服。

对应条文

- 心下有支饮，其人苦冒眩，泽泻汤主之。（《金匮要略方论·痰饮咳嗽病脉证并治第十二》）

- 胃反，吐而渴，欲饮水者，茯苓泽泻汤主之。(《金匮要略方论·呕吐哕下利病脉证并治第十七》)

泽漆汤

半夏半升　紫参五两（一作紫菀）　泽漆三斤（以东流水五斗，煮取一斗五升）　生姜五两　白前五两　甘草　黄芩　人参　桂枝各三两

上九味，吹咀，内泽漆汁中，煮取五升，温服五合，至夜尽。

《桂林本·伤寒杂病论》：半夏半升　紫参五两　泽漆三升　生姜五两　人参三两　甘草三两（炙）

上六味，以东流水五斗，先煮泽漆，取一斗五升，纳诸药，煮取五升，温服五合，日夜服尽。

对应条文

- 脉沉者，泽漆汤主之。(《金匮要略方论·肺痿肺痈咳嗽上气病脉证治第七》)

- 咳而脉沉者,泽漆汤主之。(《桂林本伤寒杂病论·辨咳嗽水饮黄汗历节病脉证并治》)

九　画

茵陈五苓散 *

茵陈蒿末十分　五苓散五分（方见痰饮中）

---

* 茵陈五苓散，《桂林本·伤寒杂病论》作"五苓散加茵陈蒿"。

上二物和，先食饮方寸匕，日三服。

对应条文

● 黄疸病，茵陈五苓散主之。（一本云茵陈汤及五苓散并主之）（《金匮要略方论·黄疸病脉证并治第十五》）

● 诸黄家，但利其小便，五苓散加茵陈蒿主之；假令脉浮，当以汗解者，宜桂枝加黄芪汤。（《桂林本·伤寒杂病论·辨阳明病脉证并治》）

茵陈蒿汤

茵陈蒿六两　栀子十四枚（掰）　大黄二两（去皮）

上三味，以水一斗，先煮茵陈，减六升，内二味，煮取三升，去滓，分温三服，小便当利，尿如皂角汁状，色正赤，一宿腹减，黄从小便去也。

对应条文

● 阳明病，发热汗出，此为热越，不能发黄也。但头汗出，身无汗，剂颈而还，小便不利，渴引水浆者，此为瘀热在里，自必发黄，茵陈汤主之。（《伤寒论·辨阳明病脉证并治法第八》）

● 伤寒七八日，身黄如橘子色，小便不利，腹微满者，茵陈蒿汤主之。（《伤寒论·辨阳明病脉证并治法第八》）

● 阳明病，发热汗出者，此为热越，不能发黄也，但头汗出，身无汗，剂颈而还，小便不利，渴引水浆者，

此为瘀热在里，身必发黄，茵陈蒿汤主之。(《桂林本伤寒杂病论·辨阳明病脉证并治》)

- 阳明病，身热，不能食，食即头眩，心胸不安，久久发黄，此名谷疸，茵陈蒿汤主之。(《桂林本伤寒杂病论·辨阳明病脉证并治》)

茯苓甘草汤

茯苓二两　桂枝二两（去皮）　生姜三两（切）　甘草一两（炙）

上四味，以水四升，煮取二升，去滓，分温三服。

对应条文

- 伤寒汗出而渴者，五苓散主之。不渴者，茯苓甘草汤主之。(《伤寒论·辨太阳病脉证并治中第六》)

- 伤寒厥而心下悸者，宜先治水，当服茯苓甘草汤，却治其厥；不尔，水渍入胃，必作利也。(《伤寒论·辨厥阴病脉证并治第十二》)

茯苓四逆汤

茯苓六两　人参一两　甘草二两（炙）　干姜一两半　附子一枚（生用，去皮，破八片）

上五味，以水五升，煮取三升，去滓，温服七合，日三服。

对应条文

- 发汗若下之，病仍不解，烦躁者，茯苓四逆汤主之。(《伤寒论·辨太阳病脉证并治中第六》)

茯苓戎盐汤 *

茯苓半斤　白术二两　戎盐弹丸大一枚

上三味。

《桂林本·伤寒杂病论》：茯苓半斤　白术二两　戎盐二枚（弹丸大）

上三味，先以水一斗，煮二味，取三升，去滓，纳戎盐，更上微火一二沸化之，分温三服。

对应条文

● 小便不利，蒲灰散主之；滑石白鱼散、茯苓戎盐汤并主之。（《金匮要略方论·消渴小便不利淋病脉证并治第十三》）

● 小便不利，其人有水气在血分者，滑石乱发白鱼散主之；茯苓白术戎盐汤主之。（《桂林本伤寒杂病论·辨咳嗽水饮黄汗历节病脉证并治》）

茯苓白术甘草汤

茯苓四两　白术三两　甘草一两（炙）

上三味，以水八升，煮取三升，去滓，温服一升，日三服。

对应条文

● 温病，下之大便溏，当自愈；若下之利不止者，必腹满，宜茯苓白术甘草汤主之。（《桂林本伤寒杂病论·温

---

* 茯苓戎盐汤，桂林本作茯苓白术戎盐汤。

病脉证并治》）

茯苓白术厚朴石膏黄芩甘草汤

茯苓四两　白术三两　厚朴四两　石膏半斤　黄芩三两　甘草二两（炙）

上六味，以水一斗，煮取五升，每服一升五合余，日三服。

对应条文

● 传太阴，脉濡而大，发热，下利，口渴，腹中急痛，宜茯苓白术厚朴石膏黄芩甘草汤。（《桂林本伤寒杂病论·伤寒例》）

茯苓杏仁甘草汤

茯苓三两　杏仁五十个　甘草一两

上三味，以水一斗，煮取五升，温服一升，日三服（不差，更服）。

对应条文

● 胸痹，胸中气塞，短气，茯苓杏仁甘草汤主之，橘枳姜汤亦主之。（《金匮要略方论·胸痹心痛短气病脉证治第九》）

茯苓泽泻汤（《外台》云：治消渴脉络胃反吐食之，有小麦一升）

茯苓半斤　泽泻四两　甘草二两　桂枝二两　白术三两　生姜四两

上六味，以水一斗，煮取三升，内泽泻，再煮取二升半，温服八合，日三服。

对应条文

- 胃反，吐而渴，欲饮水者，茯苓泽泻汤主之。（《金匮要略方论·呕吐哕下利病脉证治第十七》）

- 消渴，欲饮水，胃反而吐者，茯苓泽泻汤主之。（《桂林本伤寒杂病论·辨厥阴病脉证并治》）

- 妇人吐涎沫，医反下之，心下即痞，当先治其吐涎沫，后治其痞，治吐宜桔梗甘草茯苓泽泻汤；治痞宜泻心汤。（《桂林本伤寒杂病论·辨妇人各病脉证并治》）

茯苓桂枝甘草大枣汤

茯苓半斤　甘草二两（炙）　大枣十五枚（掰）　桂枝四两（去皮）

上四味，以甘澜水一斗，先煮茯苓，减二升，内诸药，煮取三升，去滓，温服一升，日三服。作甘澜水法，取水二斗，置大盆内，以杓扬之，水上有珠子五六千颗相逐，取用之。

对应条文

- 发汗后，其人脐下悸者，欲作奔豚，茯苓桂枝甘草大枣汤主之。（《伤寒论·辨太阳病脉证并治中第六》）

- 肾脏结，少腹鞕，隐隐痛，按之如有核，小便乍清乍浊，脉沉细而结，宜茯苓桂枝甘草大枣汤。（《桂林本伤寒杂病论·辨太阳病脉证并治下》）

茯苓桂枝白术甘草汤

茯苓四两　桂枝三两(去皮)　白术二两　甘草二两(炙)

上四味，以水六升，煮取三升，去滓，分温三服。

对应条文

● 伤寒若吐若下后，心下逆满，气上冲胸，起则头眩，脉沉紧，发汗则动经，身为振振摇者，茯苓桂枝白术甘草汤主之。(《伤寒论·辨太阳病脉证并治中第六》)

● 心下有痰饮，胸胁支满，目眩，脉沉弦者，茯苓桂枝白术甘草汤主之。(《桂林本伤寒杂病论·辨咳嗽水饮黄汗历节病脉证并治》)

枳术汤

枳实七枚　白术二两

上二味，以水五升，煮取三升，分温三服，腹中软，即当散也。

对应条文

● 心下坚大如盘，边如旋盘，水饮所作，枳术汤主之。(《金匮要略方论·水气病脉证并治第十四》)

● 水饮，心下坚，大如盘，边如旋杯，枳实白术汤主之。(《桂林本伤寒杂病论·辨咳嗽水饮黄汗历节病脉证并治》)

枳实白术茯苓甘草汤

枳实四枚　白术三两　茯苓三两　甘草一两（炙）

上四味，以水六升，煮取三升，去滓，分温三服。

对应条文

● 寒病，腹满肠鸣，食不化，飧泄，甚则足痿不收，脉迟而涩，此寒邪乘脾也，理中汤主之；其着也，则髀枢强痛，不能屈伸，枳实白术茯苓甘草汤主之。（《桂林本伤寒杂病论·寒病脉证并治》）

枳实芍药散

枳实（烧令黑，勿太过） 芍药等分

上二味，杵为散，服方寸匕，日三服，并主痈脓，以麦粥下之。

对应条文

● 产后腹痛，烦满不得卧，枳实芍药散主之。（《金匮要略方论·妇人产后病脉证治第二十一》）

● 师曰：产妇腹痛，法当以枳实芍药散，假令不愈者，此为腹中有干血着脐下，宜下瘀血汤主之；亦主经水不利。（同上）

枳实栀子豉汤

枳实三枚（炙） 栀子十四枚（掰） 豉一升（绵裹）

上三味，以清浆水七升，空煮取四升，内枳实、栀子，煮取二升，下豉，更煮五六沸，去滓，温分再服，复令微似汗。

对应条文

● 大病差后，劳复者，枳实栀子豉汤主之；若有宿食者，加大黄如博棋子大五六枚。（《桂林本·伤寒杂病

枳实厚朴白术甘草汤

枳实四枚（炙）　厚朴二两（炙去皮）　白术三两　甘草一两（炙）

上四味，以水六升，煮取三升，去滓，温服一升，日三服。

对应条文

● 风病，四肢懈惰，体重，不能胜衣，胁下痛引肩背，脉浮而弦涩，此风邪乘脾也，桂枝去桂加茯苓白术汤主之；若流于腑，则腹满而胀，不嗜食，枳实厚朴白术甘草汤主之。（《桂林本伤寒杂病论·伤风病脉证并治》）

枳实薤白桂枝汤

枳实四枚　厚朴四两　薤白半斤　桂枝一两　栝蒌实一枚（捣）

上五味，以水五升，先煮枳实、厚朴，取二升，去滓，内诸药，煮数沸，分温三服。

对应条文

● 胸痹心中痞，留气结在胸，胸满，胁下逆抢心，枳实薤白桂枝汤主之；人参汤亦主之。（《金匮要略方论·胸痹心痛短气病脉证治第九》）

枳实薤白桂枝厚朴栝蒌汤

枳实四枚　薤白半斤　桂枝一两　厚朴四两　栝蒌

一枚（捣）

上五味，以水五升，先煮枳实、厚朴取二升，去滓，纳诸药，煮数沸，分温三服。

对应条文

● 胸痹，心中痞，留气结在胸，胸满，胁下逆抢心者，枳实薤白桂枝厚朴栝蒌汤主之；桂枝人参汤亦主之。（《桂林本·伤寒杂病论·辨胸痹病脉证并治》）

枳实橘皮桔梗半夏生姜甘草汤

枳实四枚　橘皮二两　桔梗三两　半夏半升（洗）生姜三两（切）　甘草二两（炙）

上六味，以水八升，煮取三升，去滓，温服一升，日三服。

对应条文

● 寒病，喘，咳，少气，不能报息，口唾涎沫，耳聋，嗌干，此寒邪乘肺也，脉沉而迟者，甘草干姜汤主之；其着也，则肘内痛，转侧不便，枳实橘皮桔梗半夏生姜甘草汤主之。（《桂林本伤寒杂病论·寒病脉证并治》）

柏叶汤

柏叶　干姜各三两　艾三把

上三味，以水五升，取马通汁一升，合煮取一升，分温再服。

对应条文

● 吐血不止者，柏叶汤主之。（《金匮要略方论·惊悸

117

吐血下血胸满瘀血病脉证治第十六》）

- 吐血不止者，柏叶汤主之；黄土汤亦主之。（《桂林本伤寒杂病论·辨瘀血吐衄下血疮痈病脉证并治》）

柏叶阿胶汤

柏叶三两　阿胶二两　干姜二两（炮）　牡丹三两

上四味，以水三升，先煮三味，取二升，去滓，纳胶烊消，温服一升，日再服。

对应条文

- 下利，寸脉反浮数，尺中自涩者，必圊脓血，柏叶阿胶汤主之。（《桂林本伤寒杂病论·辨厥阴病脉证并治》）

栀子干姜汤

栀子十四枚（擘）　干姜二两

上二味，以水三升半，煮取一升半，去滓，分二服。温进一服，得吐者，止后服。

对应条文

- 伤寒，医以丸药大下之，身热不去，微烦者，栀子干姜汤主之。（《伤寒论·辨太阳病脉证并治中第六》）

- 发汗后及吐下后，虚烦不得眠；若剧者，必反复颠倒，心中懊憹，栀子干姜汤主之。若少气者，栀子甘草豉汤主之。若呕者，栀子生姜豉汤主之。（《桂林本伤寒杂病论·辨太阳病脉证并治中》）

栀子大黄汤

栀子十四枚　大黄一两　枳实五枚　豉一升

上四味，以水六升，煮取二升，分温三服。

对应条文

● 酒黄疸，心中懊侬或热痛，栀子大黄汤主之。(《金匮要略方论·黄疸病脉证并治第十五》)

● 阳明病，身热，发黄，心中懊侬，或热痛，因于酒食者，此名酒疸，栀子大黄汤主之。(《桂林本伤寒杂病论·辨阳明病脉证并治》)

栀子甘草豉汤

于栀子豉汤内，加入甘草二两，余依前法。得吐，止后服。

《桂林本·伤寒杂病论》：栀子十四枚（劈）　甘草二两（炙）　香豉四合（绵裹）

上三味，以水四升，先煮栀子甘草取二升半，纳豉煮取一升半，去滓，分二服，温进一服，得吐者止后服。

对应条文

● 若少气者，栀子甘草豉汤主之。若呕者，栀子生姜豉汤主之。(《伤寒论·辨太阳病脉证并治中第六》)

● 发汗后及吐下后，虚烦不得眠；若剧者，必反复颠倒，心中懊侬，栀子干姜汤主之。若少气者，栀子甘草豉汤主之。若呕者，栀子生姜豉汤主之。(《桂林本伤寒杂病论·辨太阳病脉证并治中》)

栀子生姜豉汤

于栀子豉汤内,加生姜五两,余依前法。得吐,止后服。

《桂林本·伤寒杂病论》:栀子十四枚(劈) 生姜五两 香豉四合(绵裹)

上三味,以水四升,先煮栀子生姜取二升半,纳豉煮取一升半,去滓,分二服,温进一服,得吐者止后服。

对应条文

● 若少气者,栀子甘草豉汤主之。若呕者,栀子生姜豉汤主之。(《伤寒论·辨太阳病脉证并治中第六》)

● 发汗后及吐下后,虚烦不得眠;若剧者,必反复颠倒,心中懊憹,栀子干姜汤主之。若少气者,栀子甘草豉汤主之。若呕者,栀子生姜豉汤主之。(《桂林本伤寒杂病论·辨太阳病脉证并治中》)

栀子汤

栀子十六枚(劈) 黄芩三两 半夏半斤 甘草二两

上四味,以水四升,先煮栀子,取二升半,去滓,纳三味,煮取一升,分温再服。

对应条文

● 凡用栀子汤,病人旧微溏者,不可与服之。(《伤寒论·辨太阳病脉证并治中第六》)

● 病温,治不得法,留久移于三焦,其在上焦,则舌謇,神昏,宜栀子汤;其在中焦,则腹痛而利,利后腹痛,唇口干燥，宜白虎加地黄汤；其在下焦，从腰以下热，齿黑，咽干，宜百合地黄牡丹皮半夏茯苓汤。（《桂林本伤寒杂病论·温病脉证并治》）

栀子连翘甘草栝蒌汤

　　栀子十四枚（劈）　连翘二两　甘草二两　栝蒌根四两
　　上四味，以水七升，煮取三升，去滓，温服一升，日三服。

对应条文

　　● 燥病，口烂，气上逆，胸中痛，脉大而涩，此燥邪乘心也，栀子连翘甘草栝蒌汤主之。（《桂林本伤寒杂病论·伤燥病脉证并治》）

栀子柏皮汤

　　栀子十五个（劈）　甘草一两（炙）　黄柏二两
　　上三味，以水四升，煮取一升半，去滓，分温再服。

对应条文

　　● 伤寒，身黄，发热者，栀子柏皮汤主之。（《桂林本伤寒杂病论·辨阳明病脉证并治》）

栀子厚朴汤

　　栀子十四枚（掰）　厚朴四两（姜炙）　枳实四枚（水浸，去穰，炒）
　　以上三味，以水三升半，煮取一升半，去滓，分二服。温进一服，得吐者，止后服。

对应条文

● 伤寒下后，心烦、腹满、卧起不安者，栀子厚朴汤主之。(《伤寒论·辨太阳病脉证并治中第六》)

栀子厚朴枳实汤

栀子十四枚（劈） 厚朴四两（炙去皮） 枳实四枚（水浸炙令黄）

以上三味，以水三升半，煮取一升半，去滓，分二服。温进一服，得吐者止后服。

对应条文

● 伤寒下后，心烦、腹满、卧起不安者，栀子厚朴枳实汤主之。(《桂林本伤寒杂病论·辨太阳病脉证并治中》)

栀子豉汤

栀子十四枚（掰） 香豉四合（绵裹）

上二味，以水四升，先煮栀子，得二升半，内豉，煮取一升半，去滓，分为二服，温进一服。得吐者，止后服。

对应条文

● 发汗吐下后，虚烦不得眠；若剧者，必反复颠倒，心中懊恼，栀子豉汤主之。(《伤寒论·辨太阳病脉证并治中第六》)

● 发汗、若下之而烦热，胸中窒者，栀子豉汤主之。(同上)

● 伤寒五六日，大下之后，身热不去，心中结痛者，未欲解也，栀子豉汤主之。(同上)

122

● 阳明病，脉浮而紧（桂林本里作"大"），咽燥口苦，腹满而喘，发热汗出，不恶寒，反恶热，身重。若发汗则躁，心愦愦，反谵语。若加烧针，必怵惕烦躁，不得眠；若下之，则胃中空虚，客气动膈，心中懊侬，舌上胎者，栀子豉汤主之。（《伤寒论·辨阳明病脉证并治法第八》）

● 阳明病下之，其外有热，手足温，不结胸，心中懊侬，饥不能食，但头汗出者，栀子豉汤主之。（同上）

● 下利后更烦，按之心下濡者，为虚烦也，宜栀子豉汤。（《伤寒论·辨厥阴病脉证并治第十二》）

● 下利后，更烦，按之心下濡者，为虚烦也，栀子豉汤主之。（《金匮要略方论·呕吐哕下利病脉证治第十七》）

厚朴三物汤

厚朴八两　大黄四两　枳实五枚

上三味，以水一斗二升，先煮二味，取五升，内大黄，煮取三升，温服一升，以利为度。

对应条文

● 痛而闭者，厚朴三物汤主之。（《金匮要略方论·腹满寒疝宿食病脉证治第十》）

厚朴四物汤

厚朴二两（炙）　枳实三枚（炙）　半夏半升（洗）橘皮一两

上四味，以水五升，煮取三升，去滓，温服一升，日三服。

对应条文

● 太阴病，不下利、吐逆，但苦腹大而胀者，此脾气实也，厚朴四物汤主之。(《桂林本伤寒杂病论·辨太阴病脉证并治》)

厚朴七物汤

厚朴半斤　甘草三两　大黄三两　大枣十枚　枳实五枚　桂枝二两　生姜五两

上七味，以水一斗，煮取四升，温服八合，日三服。呕者加半夏五合，下利去大黄，寒多者加生姜至半斤。

对应条文

● 病腹满，发热十日，脉浮而数，饮食如故，厚朴七物汤主之。(《金匮要略方论·腹满寒疝宿食病脉证治第十》)

● 阳明病发热，十余日，脉浮而数，腹满，饮食如故者，厚朴七物汤主之。(《桂林本伤寒杂病论·辨阳明病脉证并治》)

厚朴大黄汤

厚朴一尺　大黄六两　枳实四枚

上三味，以水五升，煮取二升，分温再服。

对应条文

● 支饮胸满者，厚朴大黄汤主之。(《金匮要略方论·痰饮咳嗽病脉证并治第十二》)

厚朴生姜甘草半夏人参汤 [*]

厚朴半斤（去皮，炙）　生姜半斤（切）　半夏半斤（洗）
人参一两　甘草二两（炙）

上五味，以水一斗，煮取三升，去滓，温服一升，
日三服。

《桂林本伤寒杂病论》：厚朴半斤（炙去皮）　生姜半
斤（切）　半夏半斤（洗）　甘草二两（炙）　人参一两

上五味，以水一斗，煮取三升，去滓，温服一升，
日三服。

对应条文

● 发汗后，腹胀满者，厚朴生姜甘草半夏人参汤主之。
（《伤寒论·辨太阳病脉证并治中第六》）

● 发汗后，腹胀满者，厚朴生姜半夏甘草人参汤主之。
（《桂林本伤寒杂病论·辨太阳病脉证并治中》）

厚朴枳实白术甘草汤

厚朴三两　枳实三两　白术二两　甘草二两

上四味，以水六升，煮取三升，去滓，温服一升，
日三服。

对应条文

● 太阴病，有宿食，脉滑而实者，可下之，宜承气辈，
若大便溏者，宜厚朴枳实白术甘草汤。（《桂林本伤寒杂

---

[*] 厚朴生姜甘草半夏人参汤，桂林本作厚朴生姜半夏甘草人参汤。

厚朴麻黄汤

厚朴五两　麻黄四两　石膏如鸡子大　杏仁半升　半夏半升　干姜二两　细辛二两　小麦一升　五味子半升

上九味，以水一斗二升，先煮小麦熟，去滓，内诸药，煮取三升，温服一升，日三服。

《桂林本伤寒杂病论》：厚朴五两　麻黄四两　石膏如鸡子大　杏仁半升　半夏半升　五味子半升

上六味，以水一斗，先煮麻黄，去沫，纳诸药，煮取三升，去滓，分温三服。

对应条文

● 咳而脉浮者，厚朴麻黄汤主之。(《金匮要略方论·肺痿肺痈咳嗽上气病脉证治第七》)

禹余粮丸

禹余粮四两　人参三两　附子二枚　五味子三合　茯苓三两　干姜三两

上六味，蜜为丸，如梧子大，每服二十丸。

对应条文

● 汗家重发汗，必恍惚心乱，小便已，阴疼，与禹余粮丸。(《伤寒论·辨太阳病脉证并治中第六》)

侯氏黑散

菊花四十分　白术十分　细辛三分　茯苓三分　牡蛎

126

三分　桔梗八分　防风十分　人参三分　矾石三分　黄芩
五分　当归三分　干姜三分　川芎三分　桂枝三分

上十四味，杵为散，酒服方寸匕，日一眼，初服二十日，温酒调服，禁一切鱼肉大蒜，常宜冷食，在腹中不下也，热食即下矣，冷食自能助药力。

对应条文

• 治大风，四肢烦重，心中恶寒不足者。（《外台》治风癫）（《金匮要略方论·中风历节病脉证并治第五》）

十　画

真武汤

茯苓三两　芍药三两　生姜三两（切）　白术二两附子一枚（炮，去皮，破八片）上四味，各十分，捣筛，白饮和，服方寸匕，日三服。

上五味，以水八升，煮取三升，去滓，温服七合，日三服。

对应条文

• 太阳病发汗，汗出不解，其人仍发热，心下悸，头眩，身瞤动，振振欲擗地者，真武汤主之。（《伤寒论·辨太阳病脉证并治中第六》）

• 少阴病，二三日不已，至四五日，腹痛，小便不利，四肢沉重疼痛，自下利者，此为有水气，其人或咳，或小便利，或下利，或呕者，真武汤主之。（《伤寒论·辨少阴病脉证并治第十一》）

桂枝汤

桂枝三两（去皮） 芍药三两 甘草二两（炙） 生姜三两（切） 大枣十二枚（掰）

上四味，各十分，捣筛，白饮和，服方寸匕，日三服。

对应条文

● 太阳中风，阳浮而阴弱。阳浮者，热自发；阴弱者，汗自出。啬啬恶寒，淅淅恶风，翕翕发热，鼻鸣干呕者，桂枝汤主之。（《伤寒论·辨太阳病脉证并治法上第五》）

● 太阳病，头痛发热，汗出恶风者，桂枝汤主之。（同上）

● 太阳病，下之后，其气上冲者，可与桂枝汤。方用前法。若不上冲者，不可与之。（同上）

● 若酒客病，不可与桂枝汤，得汤则呕，以酒客不喜甘故也。（同上）

● 喘家作桂枝汤，加厚朴杏子佳。（同上）

● 凡服桂枝汤吐者，其后必吐脓血也。（同上）

● 太阳病，初服桂枝汤，反烦不解者，先刺风池、风府，却与桂枝汤则愈。（同上）

● 服桂枝汤，大汗出，脉洪大者，与桂枝汤如前法；若形如疟，日再发者，汗出必解，宜桂枝二麻黄一汤。（同上）

● 服桂枝汤，大汗出后，大烦，渴不解，脉洪大者，白虎加人参汤主之。（同上）

● 服桂枝汤，或下之，仍头项强痛，翕翕发热，无汗，心下满，微痛，小便不利者，桂枝汤去桂，加茯苓白术汤主之。（同上）

• 伤寒脉浮，自汗出，小便数，心烦，微恶寒，脚挛急，反与桂枝汤，欲攻其表，此误也。得之便厥，咽中干，烦燥，吐逆者，作甘草于姜汤与之，以复其阳。若厥愈、足温者，更作芍药甘草汤与之，其脚即伸。若胃气不和、谵语者，少与调胃承气汤。若重发汗，复加烧针者，四逆汤主之。（同上）

• 太阳病，外证未解，脉浮弱者，当以汗解，宜桂枝汤。（《伤寒论·辨太阳病脉证并治中第六》）

• 太阳病，外证未解者，不可下也，下之为逆。欲解外者，宜桂枝汤主之。（同上）

• 太阳病，先发汗不解，而复下之，脉浮者不愈。浮为在外，而反下之，故令不愈。今脉浮，故知在外，当须解外则愈，宜桂枝汤主之。（同上）

• 病常自汗出者，此为荣气和。荣气和者，外不谐，以卫气不共荣气和谐故尔。以荣行脉中，卫行脉外，复发其汗，荣卫和则愈，宜桂枝汤。（同上）

• 病人藏无他病，时发热，自汗出，而不愈者，此卫气不和也。先其时发汗则愈，宜桂枝汤主之。（同上）

• 伤寒不大便六七日，头痛有热者，与承气汤。其小便清者，知不在里，仍在表也，当须发汗；若头痛者必衄，宜桂枝汤。（同上）

• 伤寒发汗，解半日许，复烦，脉浮数者，可更发汗，宜桂枝汤主之。（同上）

• 发汗后，不可更行桂枝汤。汗出而喘，无大热者，

129

可与麻黄杏仁甘草石膏汤主之。（同上）

● 伤寒医下之，续得下利，清谷不止，身疼痛者，急当救里；后身疼痛，清便自调者，急当救表。救里宜四逆汤；救表宜桂枝汤。（同上）

● 太阳病，发热汗出者，此为荣弱卫强，故使汗出，欲救邪风者，宜桂枝汤。（同上）

● 下后，不可更行桂枝汤。若汗出而喘，无大热者，可与麻黄杏子甘草石膏汤。（《伤寒论·辨太阳病脉证并治下第七》）

● 伤寒大下后，复发汗，心下痞，恶寒者，表未解也，不可攻痞，当先解表，表解乃可攻痞。解表宜桂枝汤，攻痞宜大黄黄连泻心汤。（同上）

● 阳明病脉迟，汗出多，微恶寒者，表未解也，可发汗，宜桂枝汤。（《伤寒论·辨阳明病脉证并治法第八》）

● 病人烦热，汗出则解，又如疟状，日晡所发热者，属阳明也。脉实者宜下之；脉浮虚者，宜发汗。下之与大承气汤，发汗宜桂枝汤。（同上）

● 太阴病脉浮者，可发汗，宜桂枝汤。（《伤寒论·辨太阴病脉证并治第十》）

● 下利，腹胀满，身体疼痛者，先温其里，乃攻其表。温里四逆汤，攻表桂枝汤。（《伤寒论·辨厥阴病脉证并治第十二》）

● 吐利止而身痛不休者，当消息和解其外，宜桂枝汤小和之。（《伤寒论·辨霍乱病脉证并治第十三》）

- 下利后，身疼痛，清便自调者，急当救表，宜桂枝汤发汗。（《伤寒论·辨可发汗脉证并治第十六》）

- 下利腹胀满，身体疼痛者，先温其里，乃攻其表。温里宜四逆汤，攻表宜桂枝汤。（《金匮要略方论·呕吐哕下利病脉证治第十七》）

- 师曰：妇人得平脉，阴脉小弱，其人渴，不能食，无寒热，名妊娠，桂枝汤主之。（《金匮要略方论·妇人妊娠病脉证并治第二十》）

- 产后风，续之数十日不解，头微痛，恶寒，时时有热，心下闷，干呕汗出，虽久，阳旦证续在耳，可与阳旦汤。（同上）

- 救自缢死，旦至暮，虽已冷，必可治；暮至旦，小难也，恐此当言阴气盛故也。然夏时夜短于昼，又热，犹应可治。又云：心下若微温者，一日以上，犹可治之方。徐徐抱解，不得截绳，上下安被卧之，一人以脚踏其两肩，手少挽其发，常弦弦勿纵之；一人以手按据胸上，数动之；一人摩捋臂胫，屈伸之。若已僵，但渐渐强屈之，并按其腹，如此一炊顷气从口出，呼吸眼开，而犹引按莫置，亦勿苦劳之，须臾，可少与桂枝汤及粥清，含与之，令濡喉，渐渐能咽，及稍止，若向令两人以管吹其两耳，好，此法最善，无不活也。（《金匮要略方论·杂疗方第二十三》）

- 吐、利止，而身痛不休者，当消息和解其外，宜桂枝汤。（《桂林本·伤寒杂病论·辨霍乱吐利病脉证并治》）

- 师曰：妇人得平脉，阴脉小弱，其人呕，不能食，无寒热，此为妊娠，桂枝汤主之；于法六十日当有此证；设有医治逆者，却一月；加吐下者，则绝之。（《桂林本伤寒杂病论·辨妇人各病脉证并治》）

● 湿气在外，因风相搏，流于经络，骨节烦疼，卧不欲食，脉浮缓，按之涩，桂枝汤微发其汗，令风湿俱去；若恶寒，身体疼痛，四肢不仁，脉浮而细紧，此为寒气，并桂枝麻黄各半汤主之。（《桂林本伤寒杂病论·湿病脉证并治》）

桂枝麻黄各半汤

桂枝一两十六铢（去皮）　芍药　生姜（切）　甘草（炙）麻黄各一两（去节）　大枣四枚（掰）　杏仁二十四个（汤浸，去皮尖及两仁者）

上七味，以水五升，先煮麻黄一二沸，去上沫，内诸药，煮取一升八合，去滓，温服六合。

《桂林本伤寒杂病论》：即桂枝汤三合，麻黄汤三合，并为六合，顿服之，将息如桂枝汤法。

对应条文

● 太阳病，得之八九日，如疟状，发热恶寒，热多寒少，其人不呕，清便欲自可，一日二三度发，脉微缓者，为欲愈也。脉微而恶寒者，此阴阳俱虚，不可更发汗、更下、更吐也。面色反有热色者，未欲解也，以其不能得小汗出，身必痒，宜桂枝麻黄各半汤。（《伤寒论·辨太阳病脉证并治法上第五》）

● 湿气在外，因风相搏，流于经络，骨节烦疼，卧不欲食，脉浮缓，按之涩，桂枝汤微发其汗，令风湿俱去；若恶寒，身体疼痛，四肢不仁，脉浮而细紧，此为寒气，并桂枝麻黄各半汤主之。（《桂林本伤寒杂病论·湿病脉证并治》）

桂枝二麻黄一汤

桂枝一两十七铢（去皮）　芍药一两六铢　麻黄十六铢（去节）　生姜一两六铢（切）　杏仁十六个（去皮尖）甘草一两二铢（炙）　大枣五枚（掰）

上七味，以水五升，先煮麻黄一二沸，去上沫，内诸药，煮取二升，去滓，温服一升，日再。

对应条文

● 服桂枝汤，大汗出，脉洪大者，与桂枝汤如前法；若形如疟，日再发者，汗出必解，宜桂枝二麻黄一汤。（《伤寒论·辨太阳病脉证并治法上第五》）

● 太阳病，服桂枝汤后，大汗出，脉洪大者，与白虎汤；若形如疟，一日再发者，宜桂枝二麻黄一汤。（《桂林本伤寒杂病论·辨太阳病脉证并治上》）

桂枝二越婢一汤

桂枝（去皮）　芍药　甘草各十八铢　生姜一两三钱（切）　大枣四枚（劈）　麻黄十八铢（去节）　石膏二十四铢（碎，绵裹）

上七味，叹咀。以五升水，煮麻黄一二沸，去上沫，内诸药，煮取二升，去滓，温服一升。本方当裁为越婢汤、桂枝汤，合饮一升，今合为一方，桂枝二越婢一。

对应条文

● 太阳病，发热恶寒，热多寒少，脉微弱者，此无阳也，不可更汗，宜桂枝二越婢一汤。（《伤寒论·辨太阳病脉证并治法上第五》）

桂枝去芍药汤

于桂枝汤内，去芍药，余依前法。

《桂林本·伤寒杂病论》：（即桂枝汤原方去芍药）

上四味，以水七升，煮取三升，去滓，温服一升，日三服。将息如桂枝汤法。

对应条文

● 太阳病，下之后，脉促胸满者，桂枝去芍药汤主之。若微恶寒者，去芍药方中，加附子汤主之。（《伤寒论·辨太阳病脉证并治法上第五》）

● 太阳病，下之后，脉促，胸满者，桂枝去芍药汤主之。

桂枝去芍药加人参生姜汤

桂枝三两（去皮）　甘草二两（炙）　大枣十二枚（劈）　人参三两　生姜四两（切）

上五味，以水一斗二升，煮取三升，去滓，温服一升，日三服。

对应条文

● 发汗后，身疼痛，脉沉迟者，桂枝去芍药加人参生

姜汤主之。(《桂林本伤寒杂病论·辨太阳病脉证并治中》)

桂枝去芍药加牡蛎龙骨救逆汤

桂枝三两　甘草二两（炙）　生姜三两（切）　大枣十二枚（劈）　牡蛎五两（熬）　龙骨四两

上六味，以水一斗二升，煮取三升，去滓，温服一升，日三服。

对应条文

● 伤寒脉浮，医以火迫劫之，亡阳，必惊狂，起卧不安者，桂枝去芍药加牡蛎龙骨救逆汤主之。(《桂林本伤寒杂病论·辨太阳病脉证并治中》)

桂枝去芍药加蜀漆龙骨牡蛎救逆汤

桂枝三两（去皮）　甘草二两（炙）　生姜三两（切）　牡蛎五两（熬）　龙骨四两　大枣十二枚（掰）　蜀漆三两（洗去腥）

上为末，以水一斗二升，先煮蜀漆，减二升，内诸药，煮取三升，去滓，温服一升。

对应条文

● 伤寒脉浮，医以火迫劫之，亡阳，必惊狂，起卧不安者，桂枝去芍药加蜀漆牡蛎龙骨救逆汤主之。(《伤寒论·辨太阳病脉证并治中第六》)

● 火邪者，桂枝去芍药加蜀漆牡蛎龙骨救逆汤主之。(《金匮要略方论·惊悸吐血下血胸满瘀血病脉证治第十六》)

桂枝去芍药加皂荚汤（《千金》）

桂枝三两　生姜三两　甘草二两　大枣十枚　皂荚二枚（去皮子炙焦）

上五味，以水七升，微微火煮取三升，分温三服。

对应条文

● 治肺痿吐涎沫。（《金匮要略方论·肺痿肺痈咳嗽上气病脉证治第七》）

桂枝去芍药加附子汤

于桂枝汤内，去芍药，加附子一枚，炮，去皮，破八片，余依前法。

《桂林本·伤寒杂病论》：桂枝三两　甘草二两（炙）生姜三两（切）　大枣十二枚（劈）　附子一枚（炮去皮破八片）

上五味，以水七升，煮取三升，去滓，温服一升，日三服，将息如桂枝汤法。

对应条文

● 太阳病，下之后，其人恶寒者，桂枝去芍药加附子汤主之。（《桂林本伤寒杂病论·辨太阳病脉证并治上》）

桂枝去芍药加茯苓白术汤

桂枝三两　甘草二两（炙）　茯苓三两　白术三两生姜三两（切）　大枣十二枚（劈）

上六味，以水八升，煮取三升，去滓，温服一升，日三服。

对应条文

● 太阴病，欲吐不吐，下利时甚时疏，脉浮涩者，桂枝去芍药加茯苓白术汤主之。（《桂林本伤寒杂病论·辨太阴病脉证并治》）

桂枝去桂加茯苓白术汤

于桂枝汤内，去桂枝，加茯苓、白术各三两，余依前法，煎服。小便利，则愈。

《桂林本伤寒杂病论》：芍药三两　甘草二两（炙）茯苓三两　白术三两　生姜三两（切）　大枣十二枚（劈）

上六味，以水八升，煮取三升，去滓，温服一升，日三服。

对应条文

● 风病，四肢懈惰，体重，不能胜衣，胁下痛引肩背，脉浮而弦涩，此风邪乘脾也，桂枝去桂加茯苓白术汤主之；若流于腑，则腹满而胀，不嗜食，枳实厚朴白术甘草汤主之。（《桂林本伤寒杂病论·伤风病脉证并治》）

● 太阳病，服桂枝汤，或下之，仍头项强痛，翕翕发热，无汗，心下满，微痛，小便不利者，桂枝去桂加茯苓白术汤主之。（《桂林本·伤寒杂病论·辨太阳病脉证并治上》）

桂枝去桂加黄芩牡丹汤

芍药三两　甘草二两（炙）　生姜三两（切）　大枣十二枚（劈）　黄芩三两　牡丹皮三两

上六味，以水八升，煮取三升，去滓，温服一升，日三服。

对应条文

● 风温者，因其人素有热，更伤于风，而为病也。脉浮弦而数，若头不痛者，桂枝去桂加黄芩牡丹汤主之。若伏气病温，误发其汗，则大热烦冤，唇焦，目赤，或衄，或吐，耳聋，脉大而数者，宜白虎汤；大实者，宜承气辈；若至十余日则入于里，宜黄连阿胶汤。何以知其入里？以脉沉而数，心烦不卧，故知也。（《桂林本·伤寒杂病论·温病脉证并治》）

桂枝甘草汤

桂枝四两（去皮） 甘草二两（炙）

上二味，以水三升，煮取一升，去滓，顿服。

对应条文

● 发汗过多，其叉手自冒心，心下悸，欲得按者，桂枝甘草汤主之。（《伤寒论·辨太阳病脉证并治中第六》）

桂枝甘草龙骨牡蛎汤

桂枝一两 甘草二两 牡蛎二两（熬） 龙骨二两

上为末，以水五升，煮取二升半，去滓，温服八合，日三服。

对应条文

● 火逆，下之，因烧针烦躁者，桂枝甘草龙骨牡蛎

汤主之。(《伤寒论·辨太阳病脉证并治中第六》)

桂枝甘草麻黄生姜大枣细辛附子汤

桂枝三两　甘草二两（炙）　麻黄二两　生姜二两
（切）　大枣十二枚　细辛三两　附子一枚（炮）

上七味，以水七升，先煮麻黄去沫，内诸药，煮取三升，
分温三服，汗出即愈。

对应条文

● 气分，心下坚，大如盘，边如旋杯，桂枝甘草麻
黄生姜大枣细辛附子汤主之。(《桂林本·伤寒杂病论·辨
咳嗽水饮黄汗历节病脉证并治》)

桂枝加龙骨牡蛎汤（《小品》云：虚弱浮热汗出者，除桂，加白薇、附子各三分，故曰二加龙骨汤）

桂枝　芍药　生姜各三两　甘草二两　大枣十二枚
龙骨　牡蛎各三两

上七味，以水七升，煮取三升，分温三服。

对应条文

● 夫失精家，少腹弦急，阴头寒，目眩（一作目眶
痛），发落，脉极虚芤迟，为清谷，亡血失精。脉得诸芤
动微紧，男子失精，女子梦交，桂枝加龙骨牡蛎汤主之。
(《金匮要略方论·血痹虚劳病脉证并治第六》)

桂枝生姜枳实汤

桂枝三两　生姜三两　枳实五枚

上三味，以水六升，煮取三升，分温三服。

对应条文

● 心中痞，诸逆心悬痛，桂枝生姜枳实汤主之。(《金匮要略方论·胸痹心痛短气病脉证治第九》)

● 胸痹，心中悬痛者，桂枝生姜枳实汤主之。(《桂林本·伤寒杂病论·辨胸痹病脉证并治》)

桂枝加大黄汤

桂枝三两（去皮）　大黄一两　芍药六两　生姜三两（切）甘草二两（炙）　大枣十二枚（掰）

上六味，以水七升，煮取三升，去滓，温服一升，日三服。

对应条文

● 大实痛者，桂枝加大黄汤主之。(《伤寒论·辨太阴病脉证并治第十》)

● 本太阳病，医反下之，因尔腹满时痛者，属太阴也，桂枝加芍药汤主之；大实痛者，桂枝加大黄汤主之。(《桂林本伤寒杂病论·辨太阴病脉证并治》)

桂枝加芍药汤

于第二卷桂枝汤内，更加芍药三两，随前共六两，余依桂枝汤法。

《桂林本伤寒杂病论》：桂枝三两　芍药六两　甘草二两（炙）　生姜三两（切）　大枣十二枚（劈）

上五味，以水七升，煮取三升，去滓，温分三服。

对应条文

● 本太阳病，医反下之，因而腹满时痛者，属太阴也，桂枝加芍药汤主之。（《伤寒论·辨太阴病脉证并治第十》）

● 本太阳病，医反下之，因尔腹满时痛者，属太阴也，桂枝加芍药汤主之；大实痛者，桂枝加大黄汤主之。（《桂林本·伤寒杂病论·辨太阴病脉证并治》）

桂枝加芍药生姜人参新加汤

桂枝汤内，更加芍药、生姜各一两，人参三两，余依桂枝汤法服。

对应条文

● 发汗后，身疼痛，脉沉迟者，桂枝加芍药生姜各一两人参三两新加汤主之。（《伤寒论·辨太阳病脉证并治中第六》）

桂枝附子汤

桂枝四两（去皮）　附子三枚（炮，破八片）　生姜三两（切）　甘草二两（炙）　大枣十二枚（掰）

上五味，以水六升，煮取二升，去滓，分温三服。

对应条文

● 伤寒八九日，风湿相搏，身体疼烦，不能自转侧，不呕不渴，脉浮虚而涩者，桂枝附子汤主之。（《伤寒论·辨太阳病脉证并治下第七》）

● 伤寒八九日，风湿相搏，身体疼烦，不能自转侧，不呕不渴，脉浮虚而涩者，桂枝附子汤主之；若大便坚，

小便自利者，去桂加白术汤主之。（《金匮要略方论·痉湿暍病脉证第二》）

● 伤寒八九日，风湿相搏，不能自转侧，不呕，不渴，脉浮虚而涩者，桂枝附子汤主之；若大便坚，小便自利者，白术附子汤主之。（《桂林本伤寒杂病论·湿病脉证并治》）

桂枝加附子汤

于桂枝汤内，加附子一枚（炮，去皮，破八片），余依前法。

上六味，以水七升，煮取三升，去滓，温服一升，日三服。将息如桂枝汤法。

对应条文

● 太阳病，发汗，遂漏不止，其人恶风，小便难，四支微急，难以屈伸者，桂枝加附子汤主之。（《伤寒论·辨太阳病脉证并治法上第五》）

桂枝加附子当归细辛人参干姜汤

桂枝三两　芍药三两　甘草二两（炙）　当归四两　细辛一两　附子一枚（炮）　人参二两　干姜一两半　生姜三两（切）　大枣十二枚（劈）

上十味，以水一斗二升，煮取四升，去滓，温服一升，日三服，夜一服。

对应条文

● 痉病，手足厥冷，发热间作，唇青目陷，脉沉弦者，风邪入厥阴也，桂枝加附子当归细辛人参干姜汤主之。

（《桂林本伤寒杂病论·辨痓阴阳易差后病脉证并治》）

桂枝加厚朴杏子汤

于桂枝汤内，加厚朴二两，杏仁五十个（去皮尖），余依前法。

《桂林本伤寒杂病论》：桂枝三两　芍药三两　甘草二两（炙）　生姜三两（切）　大枣十二枚（劈）　厚朴二两　杏仁五十枚（去皮尖）

上七味，以水七升，微火煮取三升，去滓，温服一升，覆取微似汗。

对应条文

● 太阳病，下之微喘者，表未解故也。桂枝加厚朴杏子汤主之。（《桂林本伤寒杂病论·辨太阳病脉证并治中》）

桂枝加桂汤

于第二卷桂枝汤内，更加桂枝二两,共五两,余依前法。

《金匮要略方论》：桂枝五两　芍药三两　甘草二两（炙）生姜三两　大枣十二枚

上五味，以水七升，微火煮取三升，去滓，温服一升。

对应条文

● 烧针令其汗，针处被寒，核起而赤者，必发奔豚。气从少腹上冲心者，灸其核上各一壮，与桂枝加桂汤，更加桂二两。（《伤寒论·辨太阳病脉证并治中第六》）

● 发汗后，烧针令其汗，针处被寒，核起而赤者，必发奔豚，气从少腹上至心，灸其核上各一壮，与桂枝

加桂汤主之。(《金匮要略方论·奔豚气病脉证治第八》)

桂枝加黄芪汤

桂枝三两　芍药三两　甘草二两　生姜三两　大枣十二枚　黄芪二两

上六味，以水八升，煮取三升，温服一升，须臾饮热稀粥一升余，以助药力，温服取微汗；若不汗，更取。

对应条文

● 黄汗之病，两胫自冷；假令发热，此属历节。食已汗出，又身常暮盗汗出者，此劳气也，若汗出已，反发热者，久久其身必甲错。发热不止者，必生恶疮。若身重，汗出已辄轻者，久久必身𥆧。𥆧即胸中痛，又从腰以上必汗出，下无汗，腰髋弛痛，如有物在皮中状，剧者不能食，身疼重，烦躁，小便不利，此为黄汗，桂枝加黄芪汤主之。(《金匮要略方论·水气病脉证并治第十四》)

● 诸病黄家，但利其小便；假令脉浮，当以汗解之，宜桂枝加黄芪汤主之。(《金匮要略方论·黄疸病脉证并治第十五》)

桂枝加葛根汤

葛根四两　芍药二两　甘草二两　生姜三两（切）大枣十二枚（掰）　桂枝二两（去皮）　麻黄三两（去节）

上七味，以水一斗，先煮麻黄、葛根，减二升，去上沫，内诸药，煮取三升，去滓，温服一升，复取微似汗，不须啜粥，余如桂枝法。

《桂枝本·伤寒杂病论》：①桂枝三两（去皮） 芍药三两甘草二两（炙） 生姜三两（切） 大枣十二枚（劈）葛根四两

上六味，先以水七升，煮葛根去上沫，纳诸药，煮取三升，去滓，温服一升，日三服，不须啜粥，余如桂枝将息及禁忌法。

②葛根四两 芍药二两 桂枝二两（去皮） 甘草二两（炙） 生姜三两（切） 大枣十二枚（劈）

上六味，先以水一斗，煮葛根减二升，去上沫，纳诸药，煮取三升，去滓，温服一升，覆取微似汗，不须啜粥，余如桂枝法将息及禁忌。

对应条文

● 太阳病，项背强几几者，反汗出恶风者，桂枝加葛根汤主之。（《伤寒论·辨太阳病脉证并治法上第五》）

● 寒病，骨痛，阴痹，腹胀，腰痛，大便难，肩背颈项引痛，脉沉而迟，此寒邪干肾也，桂枝加葛根汤主之；其着也则两胭痛，甘草干姜茯苓白术汤主之。（《桂林本伤寒杂病论·寒病脉证并治》）

桂枝芍药知母汤

桂枝四两 芍药三两 甘草二两 麻黄二两 生姜五两 白术五两 知母四两 防风四两 附子二枚（炮）

上九味，以水七升，煮取二升，温服七合，日三服。

145

对应条文

● 诸肢节疼痛，身体魁羸，脚肿如脱，头眩短气，温温欲吐，桂枝芍药知母汤主之。(《金匮要略方论·中风历节病脉证并治第五》)

桂枝芍药知母甘草汤

桂枝三两　芍药三两　知母二两　甘草二两

上四味，以水六升，煮取三升，去滓，温服一升，日三服。

对应条文

● 诸肢节疼痛，身体羸瘦，脚肿如脱，头眩短气，温温欲吐者，桂枝芍药知母甘草汤主之。(《桂林本伤寒杂病论·辨咳嗽水饮黄汗历节病脉证并治》)

桂枝当归汤

桂枝二两　当归三两　半夏一升　芍药三两　黄柏二两　甘草二两（炙）

上六味，以水七升，煮取四升，去滓，分温三服。

对应条文

● 传厥阴，脉沉弦而急，发热时悚，心烦呕逆，宜桂枝当归汤，吐蛔者，宜乌梅丸。(《桂林本伤寒杂病论·伤寒例》)

桂枝当归牡丹皮桃仁枳实汤

桂枝三两（去皮）　当归二两　牡丹皮三两　桃仁

二十枚（去皮尖） 枳实二两

上五味，以水八升，煮取三升，去滓，温服一升，日三服。

对应条文

• 师曰：脏结者，五脏各具，寒热攸分，宜求血分，虽有气结，皆血为之。假令肝脏结，则两胁痛而呕，脉沉弦而结者，宜吴茱萸汤。若发热不呕者，此为实，脉当沉弦而急，桂枝当归牡丹皮桃仁枳实汤主之。（《桂林本伤寒杂病论·辨太阳病脉证并治下》）

桂枝茯苓丸

桂枝　茯苓　牡丹（去心）　桃仁（去皮尖，熬）芍药各等分

上五味末之，炼蜜和丸，如兔屎大，每日食前服一丸。不知，加至三丸。

对应条文

• 妊娠六月动者，前三月经水利时，胎下血者，后断三月下血也。所以血不止者，其症不去故也。当下其症，桂枝茯苓丸主之。（《金匮要略方论·妇人妊娠病脉证并治第二十》）

• 妇人宿有症病，经断未及三月，而得漏下不止，胎动在脐上者，此为症痼害；妊娠六月动者，前三月经水利时胎也；下血者，断后三月衃也；所以血不止者，其症不去故也，当下其症，桂枝茯苓丸主之。（《桂林本

伤寒杂病论·辨妇人各病脉证并治》)

桂枝茯苓白术细辛汤

桂枝三两　茯苓四两　白术三两　细辛二两

上四味，以水六升，煮取二升，去滓，温服一升，日再服。

对应条文

● 湿气在下，中于水冷，从腰以下重，两足肿，脉沉而涩者，桂枝茯苓白术细辛汤主之。(《桂林本伤寒杂病论·湿病脉证并治》)

桂枝茯苓枳实芍药甘草汤

桂枝三两（去皮）　茯苓二两　枳实二两　芍药三两　甘草一两（炙）

上五味，以水六升，煮取三升，去滓，温服一升，日三服。

对应条文

● 肾脏结，少腹鞕，隐隐痛，按之如有核，小便乍清乍浊，脉沉细而结，宜茯苓桂枝甘草大枣汤。若小腹急痛，小便赤数者，此为实，宜桂枝茯苓枳实芍药甘草汤。(《桂林本伤寒杂病论·辨太阳病脉证并治下》)

桂苓五味甘草汤

茯苓四两　桂枝四两（去皮）　甘草三两（炙）　五味子半升

上四味，以水八升，煮取三升，去滓，分三温服。

对应条文

● 青龙汤下已，多唾口燥，寸脉沉，尺脉微，手足厥逆，气从小腹上冲胸咽，手足痹，其面翕热如醉状，因复下流阴股，小便难，时复冒者；与茯苓桂枝五味甘草汤，治其气冲。(《金匮要略方论·痰饮咳嗽病脉证并治第十二》)

● 冲气即低，而反更咳，胸满者，用桂苓五味甘草汤去桂，加干姜、细辛，以治其咳满。(同上)

桂苓五味甘草去桂加姜辛夏汤

茯苓四两　甘草三两　细辛二两　干姜二两　五味子　半夏各半升

上六味，以水八升，煮取三升，去滓，温服半升，日三服。

对应条文

● 冲气即低，而反更咳，胸满者，用桂苓五味甘草汤去桂，加干姜、细辛，以治其咳满。(《金匮要略方论·痰饮咳嗽病脉证并治第十二》)

● 咳满即止，而更复渴，冲气复发者，以细辛、干姜为热药也。服之当遂渴，而渴反止老，为支饮也。支饮者，法当冒，冒者必呕，呕者复内半夏，以去其水。(同上)

桔梗汤

桔梗一两　甘草二两

149

上二味，以水三升，煮取一升，去滓，分温再服。

对应条文

• 少阴病，二三日咽痛者，可与甘草汤；不差者，与桔梗汤。(《伤寒论·辨少阴病脉证并治第十一》)

• 咳而胸满，振寒脉数，咽干不渴，时出浊唾腥臭，久久吐脓如米粥者，为肺痈，桔梗汤主之。(《金匮要略方论·肺痿肺痈咳嗽上气病脉证并治第七》)

• 膈间停留瘀血，若吐血色黑者，桔梗汤主之。(《桂林本·伤寒杂病论·辨瘀血吐衄下血疮痈病脉证并治》)

桔梗甘草茯苓泽泻汤

桔梗三两　甘草二两　茯苓三两　泽泻二两

上四味，以水五升，煮取三升，去滓，温服一升，日三服。

对应条文

• 妇人吐涎沫，医反下之，心下即痞，当先治其吐涎沫，后治其痞，治吐宜桔梗甘草茯苓泽泻汤；治痞宜泻心汤。(《桂林本·伤寒杂病论·辨妇人各病脉证并治》)

桔梗甘草枳实芍药汤

桔梗三两　甘草二两　枳实四枚　芍药三两

上四味，以水六升，煮取三升，去滓，温服一升，日三服。

对应条文

• 风病，咳而喘息有音，甚则唾血，嗌干，肩背痛，

150

脉浮弦而数，此风邪乘肺也，桔梗甘草枳实芍药汤主之；若流于大肠，则大便燥结，或下血，桔梗甘草枳实芍药加地黄牡丹汤主之。（《桂林本伤寒杂病论·伤风病脉证并治》）

桔梗甘草枳实芍药加地黄牡丹汤

桔梗三两　甘草二两　枳实四枚　芍药三两　地黄三两　牡丹皮二两

上六味，以水六升，煮取三升，去滓，温服一升，日三服。

对应条文

● 风病，咳而喘息有音，甚则唾血，嗌干，肩背痛，脉浮弦而数，此风邪乘肺也，桔梗甘草枳实芍药汤主之；若流于大肠，则大便燥结，或下血，桔梗甘草枳实芍药加地黄牡丹汤主之。（《桂林本·伤寒杂病论·伤风病脉证并治》）

桔梗白散（《外台》）

桔梗　贝母各三分　巴豆一分（去皮，熬，研如脂）

上三味，为散，强人饮服半钱匕，羸者减之。病在膈上者吐脓血；膈下者泻出；若下多不止，饮冷水一杯则定。

对应条文

● 治咳而胸满，振寒，脉数，咽干不渴，时出浊唾腥臭，久久吐脓如米粥者，为肺痈。（《金匮要略方论·肺痿肺痈咳嗽上气病脉证治第七》）

栝蒌牡蛎散

栝蒌根　牡蛎（熬）等分

上为细末，饮服方寸匕，日三服。

对应条文

● 百合病，渴不差者，用后方主之。（《金匮要略方论·百合狐惑阴阳毒病证治第三》）

● 百合病，一月不解，变成渴者，百合洗方主之；不差，栝蒌牡蛎散主之。（《桂林本伤寒杂病论·辨百合狐惑阴阳毒病脉证并治》）

栝蒌桂枝汤

栝蒌根二两　桂枝三两　芍药三两　甘草二两　生姜三两　大枣十二枚

上六味，以水九升，煮取三升，分温三服，取微汗。汗不出，食顷，啜热粥发之。

对应条文

● 太阳病，其证备，身体强，几几然，脉反沉迟，此为痉，栝蒌桂枝汤主之。（《金匮要略方论·痉湿暍病脉证治第二》）

栝蒌茯苓汤

栝蒌大者一枚（共皮子捣）　茯苓三两　半夏三两（洗）　黄连二两　甘草一两（炙）

上五味，以水五升，煮取二升，温服一升，日再服。

对应条文

● 伤暑，心下有水气，汗出，咳嗽，渴欲饮水，水入则吐，脉弱而滑，栝蒌茯苓汤主之。（《桂林本伤寒杂病论·伤暑脉证并治》）

栝蒌薤白白酒汤

栝蒌实一枚（捣）　薤白半斤　白酒七升

上三味，同煮，取二升，分温再服。

对应条文

● 胸痹之病，喘息咳唾，胸背痛，短气，寸口脉沉而迟，关上小紧数，栝蒌薤白白酒汤主之。（《金匮要略方论·胸痹心痛短气病脉证治第九》）

栝蒌薤白半夏汤

栝蒌实一枚　薤白三两　半夏半斤　白酒一斗

上四味，同煮，取四升，温服一升，日三服。

对应条文

● 胸痹不得卧，心痛彻背者，栝蒌薤白半夏汤主之。（《金匮要略方论·胸痹心痛短气病脉证治第九》）

栝蒌瞿麦丸 *

栝蒌根二两　茯苓三两　薯蓣三两　附子一枚（炮）瞿麦一两

---

* 栝蒌瞿麦丸，桂林本作"栝蒌瞿麦薯蓣丸"。

上五味，末之，炼蜜丸梧子大，饮服三丸，日三服，不知，增至七八丸，以小便利，腹中温为知。

对应条文

● 小便不利者，有水气，其人若渴，栝蒌瞿麦丸主之。（《金匮要略方论·消渴小便不利淋病脉证并治第十三》）

桃花汤

赤石脂一斤（一半全用，一半筛末）　干姜一两　粳米一斤

上三味，以水七升，煮米令熟，去滓，温服七合，内赤石脂末，方寸匕，日三服。若一服愈，余勿服。

对应条文

● 少阴病，下利便脓血者，桃花汤主之。（《伤寒论·辨少阴病脉证并治第十一》）

● 少阴病，二三日至四五日，腹痛，小便不利，下利不止便脓血者，桃花汤主之。（同上）

● 下利便脓血者，桃花汤主之。（《金匮要略方论·呕吐哕下利病脉证治第十七》）

桃核承气汤

桃仁五十个（去皮尖）　桂枝二两（去皮）　大黄四两　芒硝二两　甘草二两（炙）

上五味，以水七升，煮取二升半，去滓，内芒硝，更上火微沸。下火，先食温服五合，日三服，当微利。

对应条文

● 太阳病不解，热结膀胱，其人如狂，血自下，下者愈。其外不解者，尚未可攻，当先解外。外解已，但少腹急结者，乃可攻之，宜桃核承气汤。（《伤寒论·辨太阳病脉证并治中第六》）

柴胡去半夏加栝蒌汤

柴胡八两　人参三两　黄芩三两　甘草三两　栝蒌根四两　生姜二两大枣十二枚

上七味，以水一斗二升，煮取六升，去滓，再煎取三升，温服一升，日二服。

对应条文

● 治疟病发渴者，亦治劳疟。（《金匮要略方论·疟病脉证并治第四》）

柴胡加龙骨牡蛎汤

半夏二合（洗）　大枣六枚　柴胡四两　生姜一两半人参一两半　龙骨一两半　铅丹一两　桂枝一两半（去皮）　茯苓一两半　大黄二两　牡蛎一两半（煅）

上十一味，以水八升，煮取四升，内大黄切如棋子，更煮一二沸，去滓，温服一升。

对应条文

● 伤寒八九日，下之，胸满烦惊，小便不利，谵语，一身尽重，不可转侧者，柴胡加龙骨牡蛎汤主之。（《伤寒论·辨太阳病脉证并治中第六》）

柴胡枳实芍药甘草汤

柴胡八两　芍药三两　枳实四枚（炙）　甘草三两（炙）

上四味，以水一斗，煮取六升，去滓，再煎取三升，温服一升，日三服。

对应条文

● 风病，头痛，多汗，恶风，腋下痛，不可转侧，脉浮弦而数，此风邪干肝也，小柴胡汤主之；若流于腑，则困苦，呕逆，腹胀，善太息，柴胡枳实芍药甘草汤主之。（《桂林本伤寒杂病论·伤风病脉证并治》）

● 少阳病，气上逆，今胁下痛，甚则呕逆，此为胆气不降也，柴胡芍药枳实甘草汤主之。（《桂林本伤寒杂病论·辨少阳病脉证并治》）

柴胡桂枝汤

桂枝（去皮）　黄芩　人参各一两半　甘草一两（炙）半夏二合半　芍药一两半　大枣六枚（掰）　生姜一两半（切）　柴胡四两

上九味，以水七升，煮取三升，去滓，温服。

《金匮要略方论》：柴胡四两　黄芩　人参　芍药　桂枝　生姜各一两半　甘草一两　半夏二合半　大枣六枚

上九味，以水六升，煮取三升，温服一升，日三服。

《桂林本伤寒杂病论》：桂枝一两半　芍药一两半甘草一两（炙）　柴胡四两　半夏二合半　人参一两半黄芩一两半　生姜一两半　大枣六枚（劈）

上九味，以水七升，煮取三升，去滓，温服一升，日三服。

对应条文

● 发汗多亡阳，谵语者，不可下，与柴胡桂枝汤。和其荣卫，以通津液，后自愈。（《伤寒论·辨发汗后病脉证并治第十七》）

● 风病，面目浮肿，脊痛不能正立，隐曲不利，甚则骨痿，脉沉而弦，此风邪乘肾也，柴胡桂枝汤主之。（《桂林本伤寒杂病论·伤风病脉证并治》）

● 伤寒六七日，发热微恶寒，支节烦疼，微呕，心下支结，外证未去者，柴胡桂枝汤主之。（《桂林本伤寒杂病论·辨太阳病脉证并治下》）

●《外台》柴胡桂枝汤：治心腹卒中痛者。（《金匮要略方论·腹满寒疝宿食病脉证治第十》）

柴胡桂姜汤 *

柴胡半斤　桂枝三两（去皮）　干姜二两　栝蒌根四两　黄芩三两　牡蛎三两（熬）　甘草二两（炙）

上七味，以水一斗二升，煮取六升，去滓，再煎取三升，温服一升，日三服，初服微烦，复服汗出便愈。

《伤寒论》：柴胡半斤　桂枝三两（去皮）　干姜三两　栝蒌根四两　黄芩三两　牡蛎二两（熬）　甘草二两（炙）

---

* 柴胡桂姜汤，宋本《伤寒论》作柴胡桂枝干姜汤。

上七味，以水一斗二升，煮取六升，去滓，再煎，取三升，温服一升，日三服。初服微烦，复服汗出，便愈。

对应条文

● 治疟寒多，微有热，或但寒不热（服一剂如神）。（《金匮要略方论·疟病脉证并治第四》）

● 疟病，多寒，或但寒不热者，此名牡疟，蜀漆散主之，柴胡桂姜汤亦主之。（《桂林本伤寒杂病论·辨疟病脉证并治》）

● 伤寒五六日，已发汗而复下之，胸胁满，微结，小便不利，渴而不呕，但头汗出，往来寒热心烦者，此为未解也，柴胡桂枝干姜汤主之。（《伤寒论·辨太阳病脉证并治下第七》）

柴胡黄芩芍药半夏甘草汤

柴胡四两　黄芩三两　芍药二两　甘草二两（炙）半夏二两

上五味，以水五升，煮取三升，去滓，分温三服。

对应条文

● 寒病，两胁中痛，寒中行善掣节，逆则头痛，耳聋，脉弦而沉迟，此寒邪乘肝也，小柴胡汤主之；其着也，则两腋急痛，不能转侧，柴胡黄芩芍药半夏甘草汤主之。（《桂林本伤寒杂病论·寒病脉证并治》）

射干麻黄汤

射干十三枚（一云三两）　麻黄四两　生姜四两　细

辛三两　紫菀三两　款冬花三两　五味子半斤　大枣七枚　半夏大者八枚（洗）（一法半升）

上九味，以水一斗二升，先煮麻黄两沸，去上沫，内诸药，煮取三升，分温三服。

《桂林本伤寒杂病论》：射干三两　麻黄三两　半夏半升　五味子半升　生姜四两　细辛三两　大枣七枚

上七味，以水一斗二升，先煮麻黄，去上沫，纳诸药，煮取三升，分温三服。

对应条文

● 咳而上气，喉中水鸡声，射干麻黄汤主之。（《金匮要略方论·肺痿肺痈咳嗽上气病脉证治第七》）

胶艾汤 *

地黄六两　川芎二两　阿胶二两　艾叶三两　当归三两　芍药四两　甘草二两

上七味，以水五升，清酒三升，煮六味，取三升，去滓，纳胶烊消，温服一升，日三服。

对应条文

● 师曰：妇人有漏下者，有半产后因续下血都不绝者，有妊娠下血者，假令妊娠腹中痛，为胞阻，胶艾汤主之。（《金匮要略方论·妇人妊娠病脉证并治第二十》）

---

* 胶艾汤，同《金匮要略方论》中芎归胶艾汤。

胶姜汤

阿胶三两　地黄六两　川芎二两　生姜三两（切）
当归三两　芍药三两　甘草二两（炙）

上七味，以水五升，清酒三升，先煮六味，取三升，
去滓，纳胶烊消，温服一升，日三服。

对应条文

• 妇人陷经，漏下色黑如块者，胶姜汤主之。（《桂
林本伤寒杂病论·辨妇人各病脉证并治》）

狼牙汤

狼牙三两

上一味，以水四升，煮取半升，以绵缠筋如茧，浸
汤沥明中，日四遍。

对应条文

• 少阴脉滑而数者，阴中即生疮，阴中蚀疮烂者，
狼牙汤洗之。（《金匮要略方论·妇人杂病脉证并治第
二十二》）

烧裈散

上取妇人中裈近隐处，剪烧灰，以水和服方寸匕，
日三服。小便即利，阴头微肿，则愈。妇人病，取男子
裈当烧灰。

对应条文

• 伤寒，阴阳易之为病，其人身体重，少气，少腹
里急，或引阴中拘挛，热上冲胸，头重不欲举，眼中生花，

膝胫拘急者，烧裈散主之。(《伤寒论·阴阳易差后劳复病证并治第十四》)

调胃承气汤

大黄四两（去皮，清酒浸） 甘草二两（炙） 芒硝半斤

上三味㕮咀，以水三升，煮取一升，去滓，内芒硝更上火微煮，令沸，少少温服。

对应条文

● 伤寒脉浮，自汗出，小便数，心烦，微恶寒，脚挛急，反与桂枝汤，欲攻其表，此误也。得之便厥，咽中干，烦燥，吐逆者，作甘草干姜汤与之，以复其阳。若厥愈、足温者，更作芍药甘草汤与之，其脚即伸。若胃气不和，谵语者，少与调胃承气汤。若重发汗，复加烧针者，四逆汤主之。(《伤寒论·辨太阳病脉证并治法上第五》)

● 发汗后，恶寒者，虚故也；不恶寒，但热者，实也。当和胃气，与调胃承气汤。(《伤寒论·辨太阳病脉证并治下第七》)

● 太阳病未解，脉阴阳俱停，必先振栗，汗出而解。但阳脉微者，先汗出而解；但阴脉微者，下之而解。若欲下之，宜调胃承气汤主之。(同上)

● 伤寒十三日不解，过经，谵语者，以有热也，当以汤下之。若小便利者，大便当鞭，而反下利，脉调和者，知医以丸药下之，非其治也。若自下利者，脉当微厥，今反和者，此为内实也，调胃承气汤主之。(同上)

- 太阳病，过经十余日，心下温温欲吐，而胸中痛，大便反溏，腹微满，郁郁微烦。先此时，自极吐下者，与调胃承气汤。若不尔者，不可与。但欲呕，胸中痛，微溏者，此非柴胡证，以呕故知极吐下也。（同上）

- 阳明病，不吐不下，心烦者，可与调胃承气汤。《伤寒论·辨阳明病脉证并治法第八》）

太阳病三日，发汗不解，蒸蒸发热者，属胃也，调胃承气汤主之。（《伤寒论·辨阳明病脉证并治法第八》）

- 伤寒吐后，腹胀满者，与调胃承气汤。（《伤寒论·辨阳明病脉证并治法第八》）

- 太阳病二日，发汗不解，蒸蒸发热者，属阳明也，调胃承气汤主之。（《桂林本伤寒杂病论·辨阳明病脉证并治》）

通脉四逆汤

甘草二两（炙）　附子大者一枚（生用，去皮，破八片）干姜三两（强人可四两）

上三味，以水三升，煮取一升二合，去滓，分温再服。其脉即出者愈。

《桂林本·伤寒杂病论》：甘草二两（炙）　附子大者一枚（生用去皮破八片）　干姜三两　人参二两

上四味，以水三升，煮取一升二合，去滓，分温再服。其脉出者愈。

对应条文

- 少阴病，下利清谷，里寒外热，手足厥逆，脉微

162

欲绝，身反不恶寒，其人面赤色，或腹痛，或干呕，或咽痛，或利止，脉不出者，通脉四逆汤主之。（《伤寒论·辨少阴病脉证并治第十一》）

● 下利清谷，里寒外热，汗出而厥者，通脉四逆汤主之。（《伤寒论·辨厥阴病脉证并治第十二》）

● 寒病，胸胁支满，膺背肩胛间痛，甚则喜悲，时发眩，仆而不知人，此寒邪乘心也，通脉四逆汤主之；其着也，则肘外痛，臂不能伸，甘草泻心汤主之。（《桂林本伤寒杂病论·寒病脉证并治》）

通脉四逆加猪胆汁汤

甘草二两（炙）　干姜三两　附子大者一枚（生用）猪胆汁半合　人参二两

上五味，以水三升，先煮四味，取一升，去滓，纳猪胆汁搅匀，分温再服。

对应条文

● 吐已下断，汗出而厥，四肢拘急不解，脉微欲绝者，通脉四逆加猪胆汁汤主之。（《伤寒论·辨霍乱病脉证并治第十三》）

十一画

理中丸

人参（甘温）　甘草（炙，甘平）　白术（甘温）　干姜（辛热）　以上各三两上四味，捣筛为末，蜜和丸，如鸡黄大，以沸汤数合，和一丸，研碎，温服之。日三服，夜二服，腹中未热，益至三四丸，然不及汤。汤法，以四物，依两数切，用水八升，煮取三升，去滓，温服一升，日三服。

对应条文

• 霍乱，头痛，发热，身疼痛，热多，欲饮水者，五苓散主之；寒多，不用水者，理中丸主之。(《伤寒论·辨霍乱病脉证并治第十三》)

• 大病差后，喜唾，久不了了者，胃上有寒，当以丸药温之，宜理中丸。(《伤寒论·阴阳易差后劳复病证并治第十四》)

理中汤

人参三两　白术三两　甘草三两（炙）　干姜三两

上四味，以水八升，煮取三升，去滓，温服一升，日三服。

对应条文

• 湿气在内，与脾相搏，发为中满；胃寒相将，变为泄泻。中满宜白术茯苓厚朴汤；泄泻宜理中汤；若上干肺，发为肺寒，宜小青龙汤；下移肾，发为淋漓，宜五苓散；流于肌肉，发为黄肿，宜麻黄茯苓汤；若流于经络，与热气相乘，则发痈脓；脾胃素寒，与湿久留，发为水饮，与燥相搏，发为痰饮，治属饮家。(《桂林本伤寒杂病论·湿病脉证并治》)

164

- 寒病，腹满肠鸣，食不化，飧泄，甚则足痿不收，脉迟而涩，此寒邪乘脾也，理中汤主之；其着也，则髀枢强痛，不能屈伸，枳实白术茯苓甘草汤主之。(《桂林本伤寒杂病论·寒病脉证并治》)

- 夫病人腹痛绕脐，此为阳明风冷，谷气不行，若反下之，其气必冲，若不冲者，心下则痞，当温之，宜理中汤 (《桂林本伤寒杂病论·辨阳明病脉证并治》)

- 霍乱呕、吐、下利，无寒热，脉濡弱者，理中汤主之。(《桂林本伤寒杂病论·辨霍乱吐利病脉证并治》)

- 腹中胀满而痛，时时上下，痛气上则吐，痛气下则利，脉濡而涩者，理中汤主之。(同上)

- 霍乱证，有虚实，因其人本有虚实，证随本变故也，虚者脉濡而弱，宜理中汤；实者脉急而促，宜葛根黄连黄芩甘草汤。(同上)

理中加黄芪汤

人参三两　白术三两　干姜三两　甘草三两（炙）黄芪三两

上五味，以水八升，煮取三升，去滓，温服一升，日三服。

对应条文

- 太阴病，不吐、不满，但遗矢无度者，虚故也，理中加黄芪汤主之。(《桂林本·伤寒杂病论·辨太阴病脉证并治》)

理中加附子汤

人参三两　白术三两　甘草三两　干姜三两　附子一枚

上五味，以水八升，煮取三升，去滓，温服一升，日三服。

对应条文

- 饮水即吐，食谷则利，脉迟而弱者，理中加附子汤主之。(《桂林本伤寒杂病论·辨霍乱吐利病脉证并治》)

- 霍乱，转筋，必先其时已有寒邪留于筋间，伤其荣气，随证而发，脉当濡弱，反见弦急厥逆者，理中加附子汤主之。(同上)

理中加人参栝蒌根汤

人参四两　白术三两　甘草三两　干姜三两　栝蒌根二两

上五味，以水八升，煮取三升，去滓，温服一升，日三服。

对应条文

- 霍乱吐、利，口渴，汗出，短气，脉弱而濡者，理中加人参栝蒌根汤主之。(《桂林本伤寒杂病论·辨霍乱吐利病脉证并治》)

排脓散

枳实十六枚　芍药六分　桔梗二分

上三味，杵为散，取鸡子黄一枚，以药散与鸡黄相等，揉和令相得饮，和服之，日一服。

对应条文

● 问曰：寸口脉微浮而涩，法当亡血，若汗出，设不汗出者云何？

师曰：若身有疮，被刀斧所伤，亡血故也，此名金疮；无脓者，王不留行散主之；有脓者，排脓散主之，排脓汤亦主之。（《桂林本伤寒杂病论·辨瘀血吐衄下血疮痈病脉证并治》）

排脓汤

甘草二两　桔梗三两　生姜一两　大枣十枚

上四味，以水三升，煮取一升，温服五合，日再服。

对应条文

● 问曰：寸口脉微浮而涩，法当亡血，若汗出，设不汗出者云何？

师曰：若身有疮，被刀斧所伤，亡血故也，此名金疮；无脓者，王不留行散主之；有脓者，排脓散主之，排脓汤亦主之。（《桂林本伤寒杂病论·辨瘀血吐衄下血疮痈病脉证并治》）

黄土汤

甘草　干地黄　白术　附子（炮）　阿胶　黄芩各三两　灶中黄土半斤

上七味，以水八升，煮取三升，分温二服。

下血，先血后便，此近血也，赤小豆当归散主之。（方见狐惑中）

对应条文

● 下血，先便后血，此远血也，黄土汤主之。(《金匮要略方论·惊悸吐血下血胸满瘀血病脉证治第十六》)

● 吐血不止者，柏叶汤主之；黄土汤亦主之。(《桂林本伤寒杂病论·辨瘀血吐衄下血疮痈病脉证并治》)

黄芩汤

黄芩三两　甘草二两(炙)芍药二两　大枣十二枚(擘)

上四味，以水一斗，煮取三升，去滓，温服一升，日再夜一服。若呕者，加半夏半升，生姜三两。

对应条文

● 太阳病，桂枝证，医反下之，利遂不止，脉促者，表未解也。喘而汗出者，葛根黄连黄芩汤主之。(《伤寒论·辨太阳病脉证并治中第六》)

太阳与少阳合病，自下利者，与黄芩汤；若呕者，黄芩加半夏生姜汤主之。(《伤寒论·辨太阳病脉证并治下第七》)

● 伤寒脉迟，六七日，而反与黄芩汤彻其热。脉迟为寒，今与黄芩汤，复除其热，腹中应冷，当不能食；今反能食，此名除中，必死。(《伤寒论·辨厥阴病脉证并治第十二》)

● 于黄芩汤内，加半夏半升，生姜一两半，余依黄芩汤法服。(《伤寒论·辨发汗吐下后脉证并治第二十二》)

● 《外台》黄芩汤：治干呕下利。(《金匮要略方论·呕

168

吐哕下利病脉证治第十七》)

● 《千金》三物黄芩汤　治妇人在草蓐，自发露得风。四肢苦烦热，头痛者，与小柴胡汤，头不痛但烦者，此汤主之。(《金匮要略方论·妇人产后病脉证治第二十一》)

● 传少阴，脉沉细而数，手足时厥时热，咽中痛，小便难，宜附子细辛黄连黄芩汤。(《桂林本伤寒杂病论·伤寒例》)

黄芩加半夏生姜汤

于黄芩汤内，加半夏半升，生姜一两半，余依黄芩汤法服。

《金匮要略方论》：黄芩三两　甘草二两（炙）　芍药二两　半夏半升　生姜三两　大枣十二枚

上六味，以水一斗，煮取三升，去滓，温服一升，日再服，夜一服。

《桂林本伤寒杂病论》：黄芩三两　芍药二两　甘草二两（炙）　半夏半升（洗）　生姜一两半　大枣十二枚（劈）

上六味，以水一斗，煮取三升，去滓，温服一升，日再服，夜一服。

对应条文

● 太阳与少阳合病，自下利者，与黄芩汤；若呕者，黄芩加半夏生姜汤主之。(《伤寒论·辨太阳病脉证并治下第七》)

• 半夏泻心汤：半夏半升（洗） 黄芩三两 干姜三两 人参三两 黄连一两 大枣十二枚 甘草三两（炙）

上七味，以水一斗，煮取六升，去滓再煮，取三升，温服一升，日三服。干呕而利者，黄芩加半夏生姜汤主之。（《金匮要略方论·呕吐哕下利病脉证治第十七》）

黄芩石膏杏子甘草汤

黄芩三两 石膏半斤（碎） 杏仁十四枚（去皮尖） 甘草一两（炙）

上四味，以水五升，煮取三升，去滓，温服一升，日三服。

对应条文

• 病温，口渴，咳嗽，衄不止，脉浮而数大，此温邪乘肺也，黄芩石膏杏子甘草汤主之。（《桂林本伤寒杂病论·温病脉证并治》）

黄芩牡丹皮栝蒌半夏枳实汤

黄芩三两 牡丹皮二两 栝蒌实大者一枚（捣） 半夏半升（洗） 枳实二枚

上五味，以水五升，煮取三升，去滓，温服一升，日三服。

对应条文

• 燥病，目赤，口苦，咽干，胁下痛，脉弦而数，此燥邪乘肝也，黄芩牡丹皮栝蒌半夏枳实汤主之。（《桂林本伤寒杂病论·伤燥病脉证并治》）

黄芪当归汤

黄芪三两　当归半两

上二味，以水五升，煮取三升，去滓，温服一升，日三服。

对应条文

● 妇人半产若漏下者，旋覆花汤主之；脉虚弱者，黄芪当归汤主之。(《桂林本伤寒杂病论·辨妇人各病脉证并治》)

黄芪建中汤

即前方小建中加黄芪一两半。气短，胸满者，加生姜一两；腹满者，去大枣，加茯苓一两半；大便秘结者，去大枣，加枳实一两半；肺气虚损者，加半夏三两。

对应条文

● 虚劳里急，诸不足，黄芪建中汤主之（于小建中汤内加黄芪一两半，余依上法。气短胸满者加生姜，腹满者去枣，加茯苓一两半，及疗肺虚损不足，补气加半夏三两）。(《金匮要略方论·血痹虚劳病脉证并治第六》)

黄芪桂枝茯苓细辛汤

黄芪三两　桂枝二两　茯苓三两　细辛一两

上四味，以水五升，煮取三升，去滓，温服一升，日三服。

对应条文

● 湿气为病，内外上下，四处流行，随邪变化，各具病形，按法诊治，勿失纪纲。湿气在上，中于雾露，头痛，项强，两额疼痛，脉浮而涩者，黄芪桂枝茯苓细辛汤主之。（《桂林本伤寒杂病论·湿病脉证并治》）

黄芪桂枝五物汤

黄芪三两　芍药三两　桂枝三两　生姜六两　大枣十二枚

上五味，以水六升，煮取二升，温服七合，日三服。（一方有人参）

对应条文

● 血痹，阴阳俱微，寸口关上微，尺中小紧，外证身体不仁，如风痹状，黄芪桂枝五物汤主之。（《金匮要略方论·血痹虚劳病脉证并治第六》）

黄芪五物加干姜半夏汤

黄芪三两　桂枝三两　芍药三两　生姜六两（切）大枣十二枚（劈）　干姜三两　半夏半升（洗）

上七味，以水一斗，煮取五升，去滓，再煎取三升，分温三服。

黄芪芍药桂枝汤

黄芪五两　芍药三两　桂枝三两

上三味，以苦酒一升，水七升，相合，煮取三升，去滓，温服一升，当心烦，服至六七日乃解；若心烦不止者，以苦酒阻故也，以美酒醯易之。

对应条文

● 师曰：以汗出入水中浴，水从汗孔入得之，宜黄芪芍药桂枝汤。（《桂林本伤寒杂病论·辨咳嗽水饮黄汗历节病脉证并治》）

黄芪芍桂苦酒汤

黄芪五两　芍药三两　桂枝三两

上三味，以苦酒一升，水七升，相和，煮取三升，温服一升，当心烦，服至六七日乃解。若心烦不止者，以苦酒阻故也（一方用美酒额代苦酒）。

对应条文

● 问曰：黄汗之为病，身体肿（一作重），发热汗出而渴，状如风水，汗沾衣，色正黄如药汁，脉自沉，何从得为之？

师曰：以汗出入水中浴，水从汗孔入得之，宜芪芍桂酒汤主之。（《金匮要略方论·水气病脉证并治第十四》）

黄连汤

黄连　甘草（炙）　干姜　桂枝（去皮）各三两　人参二两　半夏半升（洗）　大枣十二枚（掰）

上七味，以水一斗，煮取六升，去滓，温服一升，日三服，夜二服。

对应条文

● 伤寒胸中有热，胃中有邪气，腹中痛，欲呕吐者，黄连汤主之。（《伤寒论·辨太阳病脉证并治下第七》）

- 呕吐甚则蚘出，下利时密时疏，身微热，手足厥冷，面色青，脉沉弦而紧者，四逆加吴茱萸黄连汤主之。(《桂林本伤寒杂病论·辨霍乱吐利病脉证并治》)

黄连粉

黄连十分　甘草十分

上二味，捣为末，饮服方寸匙，并粉其疮上。

对应条文

- 浸淫疮，黄连粉主之。(《金匮要略方论·疮痈肠痈浸淫病脉证并治第十八》)

黄连阿胶汤

麻黄二两（去节）　甘草二两（炙）　附子一枚（炮，去皮）

上三味，以水七升，先煮麻黄一两沸，去上沫，内诸药，煮取三升，去滓，温服一升，日三服。

对应条文

- 少阴病，得之二三日以上，心中烦，不得卧，黄连阿胶汤主之。(《伤寒论·辨少阴病脉证并治第十一》)

- 病秋温，其气在中，发热，口渴，腹中热痛，下利便脓血，脉大而短涩，地黄知母黄连阿胶汤主之；不便脓血者，白虎汤主之。(《桂林本伤寒杂病论·温病脉证并治》)

- 风温者，因其人素有热，更伤于风，而为病也。脉浮弦而数，若头不痛者，桂枝去桂加黄芩牡丹汤主之。若伏气病温，误发其汗，则大热烦冤，唇焦，目赤，或衄，

174

或吐，耳聋，脉大而数者，宜白虎汤；大实者，宜承气辈；若至十余日则入于里，宜黄连阿胶汤。何以知其入里？以脉沉而数，心烦不卧，故知也。（同上）

● 伤暑，发热，汗出，口渴，脉浮而大，名曰中暍，白虎加人参黄连阿胶汤主之。（《桂林本伤寒杂病论·伤暑脉证并治》）

黄连阿胶半夏桃仁茯苓汤

黄连三两　阿胶二两　半夏半升（洗）　桃仁二十枚（去皮尖）　茯苓三两

上五味，以水五升，先煮四味，取二升，去滓，内胶烊消，温服一升，日再服。

对应条文

● 心脏结，则心中痛，或在心下郁郁不乐，脉大而涩，连翘阿胶半夏赤小豆汤主之。若心中热痛而烦，脉大而弦急者，此为实也，黄连阿胶半夏桃仁茯苓汤主之。（《桂林本伤寒杂病论·辨太阳病脉证并治下》）

黄连石膏半夏甘草汤

黄连一两　石膏一斤（碎，绵裹）　半夏半升（洗）　甘草三两

上四味，以水六升，煮取三升，去滓，温服一升，日三服。

对应条文

● 热病，口渴，喘，嗽，痛引胸中，不得太息，脉

短而数，此热邪乘肺也，黄连石膏半夏甘草汤主之。（《桂林本伤寒杂病论·热病脉证并治》）

黄连半夏石膏甘草汤

黄连三两　半夏半升　石膏一斤（碎，绵裹）　甘草二两（炙）

上四味，以水五升，煮取三升，去滓，温服一升，日三服。

对应条文

● 伤暑，夜卧不安，烦躁，谵语，舌赤，脉数，此为暑邪干心也，黄连半夏石膏甘草汤主之。（《桂林本伤寒杂病论·伤暑脉证并治》）

黄连茯苓汤

黄连二两　茯苓三两　阿胶一两半　芍药三两　黄芩三两　半夏一升

上六味，以水一斗，先煮五味，取三升，去滓，纳胶烊消，分温三服。若胸中热甚者，加黄连一两，合前成三两；腹满者，加厚朴二两；人虚者，加甘草二两，渴者，去半夏，加栝蒌根二两。

对应条文

● 便脓血，相传为病，此名疫利。其原因，于夏而发，于秋热燥相搏，逐伤气血，流于肠间，其后乃重，脉洪变数，黄连茯苓汤主之。（《桂林本伤寒杂病论·辨厥阴病脉证并治》）

黄连黄芩半夏猪胆汁汤

黄连二两　黄芩三两　半夏一升　猪胆大者一枚（取汁）

上四味，以水六升，先煮三味，取三升，去滓，内胆汁和合，令相得，分温再服。

对应条文

● 热病，身热，左胁痛，甚则狂言乱语，脉弦而数，此热邪乘肝也，黄连黄芩半夏猪胆汁汤主之。（《桂林本·伤寒杂病论·热病脉证并治》）

黄连黄芩麦冬桔梗甘草汤

黄连一两半　黄芩三两　麦门冬二两　桔梗三两　甘草二两（炙）

上五味，以水六升，煮取三升，去滓，温服一升，日三服。

对应条文

● 风病，胸中痛，胁支满，膺背肩胛间痛，嗌干，善噫，咽肿，喉痹，脉浮洪而数，此风邪乘心也，黄连黄芩麦冬桔梗甘草汤主之。（《桂林本·伤寒杂病论·伤风病脉证并治》）

黄连黄芩阿胶甘草汤

黄连一两　黄芩一两　阿胶一两　甘草一两

上四味，以水一斗，先煮三味，取四升，去滓，内胶烊消，分温三服。

对应条文

- 病温，舌赤，咽干，心中烦热，脉急数，上寸口者，温邪干心也，黄连黄芩阿胶甘草汤主之。（《桂林本伤寒杂病论·温病脉证并治》）

黄连黄芩泻心汤

黄连三两　黄芩二两

上二味，以水二升，煮取一升，分温再服。

对应条文

- 热病，面赤，口烂，心中痛，欲呕，脉洪而数，此热邪干心也，黄连黄芩泻心汤主之。（《桂林本伤寒杂病论·热病脉证并治》）

黄连黄芩栀子牡丹芍药汤

黄连三两　黄芩三两　栀子十四枚（劈）　牡丹三两
芍药三两

上五味，以水六升，煮取三升，去滓，温服一升，日三服。

对应条文

- 病温，头痛，面赤，发热，手足拘急，脉浮弦而数，名曰风温，黄连黄芩栀子牡丹芍药汤主之。（《桂林本伤寒杂病论·温病脉证并治》）

蛇床子散

蛇床子仁

178

上一味，末之，以白粉少许，和令相得，如枣大，绵裹内之，自然温。

对应条文

● 蛇床子散：温阴中坐药。（《金匮要略方论·妇人杂病脉证并治第二十二》）

● 妇人阴寒，蛇床子散主之。（《桂林本·伤寒杂病论·辨妇人各病脉证并治》）

崔氏八味丸

干地黄八两　山茱萸　薯蓣各四两　泽泻　茯苓　牡丹皮各三两　桂枝　附子（炮）各一两

上八味，末之，炼蜜和丸，梧子大，酒下十五丸。日再服。

对应条文

● 治脚气上入，少腹不仁。（《金匮要略方论·中风历节病脉证并治第五》）

续命汤（《古今录验》）

麻黄　桂枝　当归　人参　石膏　干姜　甘草各三两　川芎一两　杏仁四十枚

上九味，以水一斗，煮取四升，温服一升，当小汗，薄覆脊，凭几坐，汗出则愈，不汗更服，无所禁，勿当风。并治但伏不得卧，咳逆上气，面目浮肿。

对应条文

● 治中风痱，身体不能自收，口不能言，冒昧不知

痛处，或拘急，不得转侧（姚云与大续命同，并治妇人产后去血者及老人小儿）。（《金匮要略方论·中风历节病脉证并治第五》）

猪苓汤

猪苓（去皮） 茯苓 阿胶 滑石（碎） 泽泻各一两

上五味，以水四升，先煮四味，取二升，去滓，内下阿胶烊消，温服七合，日三服。

对应条文

● 若脉浮发热，渴欲饮水，小便不利者，猪苓汤主之。（《伤寒论·辨阳明病脉证并治法第八》）

● 阳明病，汗出多而渴者，不可与猪苓汤，以汗多胃中燥，猪苓汤复利其小便故也。（同上）

● 少阴病，下利六七日，咳而呕渴，心烦，不得眠者，猪苓汤主之。（《伤寒论·辨少阴病脉证并治第十一》）

● 师曰：五藏病各有所得者愈，五藏病各有所恶，各随其所不喜者为病。病者素不应食，而反暴思之，必发热也。夫诸病在藏，欲攻之，当随其所得而攻之，如渴者，与猪苓汤。余皆仿此。（《金匮要略方论·藏府经络先后病脉证第一》）

● 夫病在诸脏，欲攻，当随其所得而攻之，如渴者，与猪苓汤。余仿此。（《桂林本伤寒杂病论·杂病例第五》）

猪苓散

猪苓 茯苓 白术各等分

上三味，作为散，饮服方寸匕，日三服。

对应条文

• 呕吐而病在膈上，后思水者解，急与之。思水者，猪苓散主之。（《金匮要略方论·呕吐哕下利病脉证治第十七》）

猪苓加黄连牡丹汤

猪苓一两　茯苓一两　阿胶一两　泽泻一两　滑石一两　黄连一两　牡丹一两

上七味，以水四升，先煮六味，取二升，去滓，纳胶烊消，分温再服。

对应条文

• 病温，其人素有湿，发热唇焦，下利，腹中热痛，脉大而数，名曰湿温，猪苓加黄连牡丹汤主之。（《桂林本伤寒杂病论·温病脉证并治》）

猪苓加人参汤

猪苓一两　茯苓一两　滑石一两　泽泻一两　阿胶一两　人参三两

上六味，以水四升，先煮五味，取二升，内阿胶烊消，温服七合，日三服。

对应条文

• 太阳中暍，身热，疼重，而脉微弱者，以夏月伤冷水，水行皮中所致也，猪苓加人参汤主之；一物瓜蒂汤亦主之。（《桂林本伤寒杂病论·伤暑脉证并治》）

猪胆汁方

大猪胆一枚，泻汁，和醋少许，以灌谷道中，如一食顷，当大便出。

对应条文

● 阳明病，自汗出，若发汗，小便自利者，此为津液内竭，虽鞕不可攻之，当须自欲大便，宜蜜煎导而通之。若土瓜根及与大猪胆汁，皆可为导。（《伤寒论·辨阳明病脉证并治法第八》）

● 吐已下断，汗出而厥，四肢拘急不解，脉微欲绝者，通脉四逆加猪胆汁汤主之。（《伤寒论·辨霍乱病脉证并治第十三》）

● 热病，身热，左胁痛，甚则狂言乱语，脉弦而数，此热邪乘肝也，黄连黄芩半夏猪胆汁汤主之。（《桂林本伤寒杂病论·热病脉证并治》）

猪肤汤

猪肤一斤

上一味，以水一斗，煮取五升，去滓，加白蜜一升，白粉五合，熬香，和相得，温分六服。

对应条文

● 少阴病，下痢，咽痛，胸满心烦者，猪肤汤主之。（《伤寒论·辨少阴病脉证并治第十一》）

猪膏发煎方

猪膏半斤　乱发如鸡子大三枚

182

上二味，和膏中煎之，发消药成，分再服，病从小便出。

对应条文

● 诸黄，猪膏发煎主之。（《金匮要略方论·黄疸病脉证并治第十五》）

● 胃气下泄，阴吹而正喧，此谷气之实也，猪膏发煎导之。（《金匮要略方论·妇人杂病脉证并治第二十二》）

● 阳明病，身黄，津液枯燥，色暗不明者，此热入于血分也，猪膏发煎主之。（《桂林本·伤寒杂病论·辨阳明病脉证并治》）

● 胃气下泄，阴吹而喧，如失气者，此谷道实也，猪膏发煎主之。（《桂林本伤寒杂病论·辨妇人各病脉证并治》）

麻子仁丸

麻子仁二升　芍药半斤　枳实半斤（炙）　大黄一斤（去皮）　厚朴一斤（炙，去皮）　杏仁一斤（去皮尖，熬，别作脂）

上六味，为末，炼蜜为丸，桐子大，饮服十丸，日二服，渐加，以知为度。

对应条文

● 趺阳脉浮而涩，浮则胃气强，涩则小便数，浮涩相搏，大便则难，其脾为约，麻人丸主之。（《金匮要略方论·五藏风寒积聚病脉证并治第十一》）

麻仁白蜜煎

麻仁一升　白蜜六合

上二味，以水四升，先煮麻仁，取一升五合，去滓，纳蜜，微沸，和合，令小冷，顿服之。

对应条文

● 燥病，口渴，咽干，喘，咳，胸满痛甚则唾血，脉浮短而急，此燥邪干肺也，竹叶石膏杏子甘草汤主之；若移于大肠，则大便难，口渴，欲饮热，脉急大，在下者，麻仁白蜜煎主之。(《桂林本伤寒杂病论·伤燥病脉证并治》)

麻黄升麻汤

麻黄二两半（去节） 升麻一两一分 当归一两一分 知母 黄芩 葳蕤各十八铢 石膏（碎，绵裹） 白术 干姜 芍药 天门冬（去心） 桂枝茯苓 甘草（炙）各六铢

上十四味，以水一斗，先煮麻黄一两沸，去上沫，内诸药，煮取三升，去滓，分温三服，相去如炊三斗米顷，令尽汗出，愈。

《桂林本伤寒杂病论》：麻黄二两半（去节） 升麻一两 知母一两 黄芩一两半 桂枝二两 白术一两 甘草一两（炙）

上七味，以水一斗，先煮麻黄去上沫，内诸药，煮取三升，去滓，温服一升，日三服。

对应条文

● 伤寒六七日，大下后，寸脉沉而迟，手足厥逆，下部脉不至，咽喉不利，唾脓血，泄利不止者，为难治。

麻黄升麻汤主之。(《伤寒论·辨厥阴病脉证并治第十二》)

● 伤寒，本自寒下，医复吐下之，寒格，更逆吐、下，麻黄升麻汤主之；若食入口即吐，干姜黄芩黄连人参汤主之。(《桂林本伤寒杂病论·辨厥阴病脉证并治》)

麻黄汤

麻黄三两（去节）　桂枝二两（去皮）　甘草一两（炙）　杏仁七十个（汤去皮尖）

上四味，以水九升，先煮麻黄，减二升，去上沫，内诸药，煮取二升半，去滓，温服八合，复取微似汗，不须啜粥，余如桂枝法将息。

对应条文

● 太阳病，头痛发热，身疼，腰痛，骨节疼痛，恶风，无汗而喘者，麻黄汤主之。(《伤寒论·辨太阳病脉证并治中第六》)

● 太阳与阳明合病，喘而胸满者，不可下，宜麻黄汤主之。(同上)

● 太阳病，十日以去，脉浮细而嗜卧者，外已解也。设胸满胁痛者，与小柴胡汤。脉但浮者，与麻黄汤。(同上)

● 太阳病，脉浮紧，无汗，发热，身疼痛，八九日不解，表证仍在，此当发其汗。服药已，微除，其人发烦，目瞑。剧者必衄，衄乃解，所以然者，阳气重故也。麻黄汤主之。(同上)

● 脉浮者，病在表，可发汗，宜麻黄汤。(同上)

- 脉浮而数者，可发汗，宜麻黄汤。（同上）
- 伤寒脉浮紧，不发汗，因致衄者，麻黄汤主之。（同上）
- 脉但浮，无余证者，与麻黄汤；若不尿，腹满加哕者，不治。（《伤寒论·辨阳明病脉证并治法第八》）
- 阳明病脉浮，无汗而喘者，发汗则愈，宜麻黄汤。（同上）
- 伤寒传经在太阳，脉浮而急数，发热，无汗，烦躁，宜麻黄汤。（《桂林本伤寒杂病论·伤寒例》）
- 阳明中风，脉弦浮大，而短气，腹都满，胁下及心痛，久按之气不通，鼻干不得涕，嗜卧，一身及目悉黄，小便难，有潮热，时时哕，耳前后肿，刺之小差，外不解，病过十日，脉续浮者，与小柴胡汤；脉但浮，无余证者，与麻黄汤；若不尿，腹满加哕者，不治。（《桂林本伤寒杂病论·辨阳明病脉证并治》）

麻黄杏仁甘草石膏汤

麻黄四两（去节）　杏仁五十个（去皮尖）　甘草二两（炙）　石膏半斤（碎，棉裹）

上四味，以水七升，先煮麻黄，减二升，去上沫，内诸药，煮取二升，去滓，温服一升。本云：黄耳杠。

对应条文

- 发汗后，不可更行桂枝汤。汗出而喘，无大热者，可与麻黄杏仁甘草石膏汤主之。（《伤寒论·辨太阳病脉证并治中第六》）

- 下后，不可更行桂枝汤。若汗出而喘，无大热者，可与麻黄杏子甘草石膏汤。（《伤寒论·辨太阳病脉证并治下第七》）

- 水之为病，其脉沉小，属少阴；浮者为风；无水虚胀者为气；水，发其汗即已。脉沉者宜麻黄附子汤；浮者宜杏子汤。（杏子汤方未见，恐是麻黄杏仁甘草石膏汤）（《金匮要略方论·水气病脉证并治第十四》）

麻黄连翘赤小豆汤

麻黄二两（去节）　赤小豆一升　连翘二两（连翘房也）　杏仁四十个（去皮尖）　大枣十二枚　生梓白皮一升　生姜二两（切）　甘草二两（炙，甘平）

以上八味，以潦水一斗，先煮麻黄，再沸，去上沫，内诸药，煮取三升，分温三服，半日服尽。

对应条文

- 伤寒瘀热在里，身必发黄，麻黄连翘赤小豆汤主之。（《伤寒论·辨阳明病脉证并治法第八》）

麻黄茯苓汤

麻黄二两（去节）　茯苓三两　白术三两　防己　赤小豆一升

上五味，以水七升，先煮麻黄，再沸，去上沫，纳诸药，煮取三升，去滓，温服一升，日三服。

对应条文

- 湿气在内，与脾相搏，发为中满；胃寒相将，变为泄泻。中满宜白术茯苓厚朴汤；泄泻宜理中汤；若上干肺，发为肺寒，宜小青龙汤；下移肾，发为淋漓，宜五苓散；流于肌肉，发为黄肿，宜麻黄茯苓汤；若流于经络，与热气相乘，则发痈脓；脾胃素寒，与湿久留，发为水饮，与燥相搏，发为痰饮，治属饮家。(《桂林本伤寒杂病论·湿病脉证并治》)

麻黄附子汤

麻黄三两　甘草二两　附子一枚（炮）

上三味，以水七升，先煮麻黄，去上沫，内诸药，煮取二升半，温服八分，日三服。

对应条文

● 水之为病，其脉沉小，属少阴；浮者为风；无水虚胀者为气；水，发其汗即已。脉沉者宜麻黄附子汤；浮者宜杏子汤。(《金匮要略方论·水气病脉证并治第十四》)

麻黄附子甘草汤

麻黄二两　甘草二两（炙）　附子一枚（炮，去皮）

上三味，以水七升，先煮麻黄一两沸，去上沫，内诸药，煮取三升，去滓，温服一升，日三服。

对应条文

● 少阴病，得之二三日，麻黄附子甘草汤，发微汗。以二三日无证，故微发汗也。(《伤寒论·辨少阴病脉证并治第十一》)

● 少阴病，得之二三日，麻黄附子甘草汤微发汗，

188

以二三日无里证，故微发汗也。（《桂林本伤寒杂病论·辨少阴病脉证并治》）

● 水之为病，其脉沉小者，属少阴为石水；沉迟者，属少阴为正水；浮而恶风者，为风水，属太阳，浮而不恶风者，为皮水，属太阳；虚肿者，属气分，发其汗即已，脉沉者，麻黄附子甘草汤主之；脉浮者，麻黄加术汤主之。（《桂林本伤寒杂病论·辨咳嗽水饮黄汗历节病脉证并治》）

麻黄附子细辛汤

麻黄二两（去节）　细辛二两　附子一枚（炮，去皮，破八片）

上三味，以水一斗，先煮麻黄，减二升，去上沫，内药，煮取三升，去滓，温服一升，日三服。

对应条文

● 少阴病，始得之，反发热，脉沉者，麻黄附子细辛汤主之。（《伤寒论·辨少阴病脉证并治第十一》）

麻黄加术汤

麻黄二两（去节）　桂枝二两（去皮）　甘草一两（炙）　杏仁七十个（去皮尖）　白术四两

上五味，以水九升，先煮麻黄，减二升，去上沫，内诸药，煮取二升半，去滓，温取八合，覆取微似汗。

对应条文

● 湿家身烦疼，可与麻黄加术汤，发其汗为宜，慎不可以火攻之。（《金匮要略方论·痉湿暍病脉证治第二》）

- 水之为病，其脉沉小者，属少阴为石水；沉迟者，属少阴为正水；浮而恶风者，为风水，属太阳，浮而不恶风者，为皮水，属太阳；虚肿者，属气分，发其汗即已，脉沉者，麻黄附子甘草汤主之；脉浮者，麻黄加术汤主之。（《桂林本伤寒杂病论·辨咳嗽水饮黄汗历节病脉证并治》）

麻黄杏仁薏苡甘草汤

麻黄（去节）半两（汤泡）　甘草一两（炙）　薏苡仁半两　杏仁十个（去皮尖，炒）

上锉麻豆大，每服四钱匕，水盏半，煮八分，去滓，温服，有微汗，避风。

《桂林本伤寒杂病论》：麻黄一两　杏仁二十枚（去皮尖）　薏苡一两　甘草一两（炙）

上四味，以水六升，先煮麻黄，减二升，去上沫，纳诸药，煮取三升，去滓，温服一升，日三服。

对应条文

- 病者一身尽疼，发热，日晡所剧者，名风湿。此病伤于汗出当风，或久伤取冷所致也。可与麻黄杏仁薏苡甘草汤。（《金匮要略方论·痉湿暍病脉证治第二》）

麻黄醇酒汤（《千金》）

麻黄三两

上一味，以美清酒五升，煮取二升半，顿服尽。冬月用酒，春月用水煮之。

190

对应条文

● 治黄疸。(《金匮要略方论·黄疸病脉证并治第十五》)

旋覆花汤

旋覆花三两　葱十四茎　新绛少许

上三味，以水三升，煮取一升，顿服。

对应条文

● 肝着，其人常欲蹈其胸上，先未苦时，但欲饮热，旋覆花汤主之。(臣亿等校诸本族复花汤；皆同)(《金匮要略方论·五藏风寒积聚病脉证并治第十一》)

● 寸口脉弦而大，弦则为减，大则为芤，减则为寒，芤则为虚，寒虚相搏，此名曰革，妇人则半产漏下，旋覆花汤主之。(《金匮要略方论·妇人杂病脉证并治第二十二》)

● 胸痹，其人常欲蹈，其胸上先未苦时，但欲饮热者，旋覆花汤主之。(《桂林本伤寒杂病论·辨胸痹病脉证并治》)

● 妇人半产若漏下者，旋覆花汤主之；脉虚弱者，黄芪当归汤主之。(《桂林本伤寒杂病论·辨妇人各病脉证并治》)

旋覆代赭汤

旋覆花三两　人参二两　生姜五两　代赭石一两　甘草三两（炙）　半夏半升（洗）　大枣十二枚（劈）

上七味，以水一斗，煮取六升，去滓，再煎取三升，温服一升，日三服。

对应条文

● 伤寒，发汗，若吐，若下，解后，心下痞鞕，噫气不除者，旋覆代赭汤主之。（《桂林本伤寒杂病论·辨太阳病脉证并治下》）

十二画

越婢汤

麻黄六两　石膏半斤　生姜三两　大枣十五枚　甘草二两

上五味，以水六升，先煮麻黄，去上沫，内诸药，煮取三升，分温三服。恶风者加附子一枚，炮。风水加术四两。（《古今录验》）

上七味，㕮咀。以五升水，煮麻黄一二沸，去上沫，内诸药，煮取二升，去滓，温服一升。本方当裁为越婢汤、桂枝汤，合饮一升，今合为一方，桂枝二越婢一。（《桂林本伤寒杂病论·辨太阳病脉证并治法上第五》）

对应条文

● 风水恶风，一身悉肿，脉浮不渴，续自汗出，无大热，越婢汤主之。《金匮要略方论·水气病脉证并治第十四》

越婢加术汤（《千金方》）

麻黄六两　石膏半斤　生姜三两　甘草二两　白术

四两　大枣十五枚

上六味，以水六升，先煮麻黄，去上沫，内诸药，煮取三升，分温三服。恶风加附子一枚炮。

对应条文

● 治肉极热，则身体津脱，腠理开，汗大泄，历节风，下焦脚弱。(《金匮要略方论·中风历节病脉证并治第五》)

● 里水者，一身面目黄肿，其脉沉，小便不利，故令病水。假如小便自利，此亡津液，故令渴也，越婢加术汤主之。(《金匮要略方论·水气病脉证并治第十四》)

● 里水，越婢加术汤主之，甘草麻黄汤亦主之。(同上)

越婢加半夏汤

麻黄六两　石膏半斤　生姜三两　大枣十五枚　甘草二两　半夏半升

上六味，以水六升，先煮麻黄，去上沫，内诸药，煮取三升，分温三服。

对应条文

● 咳而上气，此为肺胀，其人喘，目如脱状，脉浮大者，越婢加半夏汤主之。(《金匮要略方论·肺痿肺痈咳嗽上气病脉证治第七》)

● 咳而气喘，目如脱状，脉浮大者，此为肺胀，越婢加半夏汤主之；小青龙加石膏汤亦主之。(《桂林本伤

寒杂病论·辨咳嗽水饮黄汗历节病脉证并治》）

雄黄熏方

雄黄

上一味为末,筒瓦二枚合之,烧,向肛熏之。(《脉经》云:
病人或从呼吸上蚀其咽,或从下焦蚀其肛,阴蚀上为惑,
蚀下为狐,狐惑病者,猪苓散主之)

对应条文

• 蚀于肛者,雄黄熏之。(《金匮要略方论·百合狐惑
阴阳毒病证治第三》)

葛根汤

葛根四两　麻黄三两（去节）　桂二两（去皮）　芍
药二两（切）　甘草二两（炙）　生姜三两（切）　大枣
十二枚（掰）

上七味㕮咀,以水一斗,先煮麻黄葛根,减二升,
去沫,内诸药,煮取三升,去滓,温服一升,复取微似汗,
不须啜粥,余如桂枝法将息及禁忌。

对应条文

• 太阳病,项背强几几,无汗,恶风,葛根汤主之。
(《伤寒论·辨太阳病脉证并治中第六》)

• 太阳与阳明合病者,必自下利,葛根汤主之。(同上)

• 太阳病,无汗而小便反少,气上冲胸,口噤不得语,
欲作刚痉,葛根汤主之。(《金匮要略方论·痉湿暍病脉证
第二》)

葛根加半夏汤

葛根四两　麻黄三两（去节，汤泡去黄汁，焙干称）
生姜三两（切）　甘草二两（炙）　芍药二两　桂枝二两（去皮）　大枣十二枚（擘）　半夏半斤（洗）

上八味，以水一斗，先煮葛根、麻黄，减二升，去白沫，内诸药，煮取三升，去滓，温服一升，复取微似汗。

《桂林本伤寒杂病论》：葛根四两　麻黄三两（去节）
桂枝三两（去皮）　芍药二两　甘草二两（炙）　生姜三两（切）　大枣十二枚（劈）　半夏半升（洗）

上八味，以水一斗，先煮葛根麻黄，减二升，去上沫，纳诸药，煮取三升，去滓，温服一升，复取微似汗，余如桂枝法。

对应条文

● 太阳与阳明合病，不下利，但呕者，葛根加半夏汤主之。（《伤寒论·辨太阳病脉证并治中第六》）

● 太阳与阳明合病者，必自下利，葛根汤主之。若不下利，但呕者，葛根加半夏汤主之。（《桂林本伤寒杂病论·辨太阳病脉证并治中》）

葛根黄芩黄连汤

葛根半斤　甘草二两（炙）　黄芩二两　黄连三两

上四味，以水八升，先煮葛根，减二升，内诸药，煮取二升，去滓，分温再服。

对应条文

● 太阳病，桂枝证，医反下之，利遂不止，脉促者，表未解也。喘而汗出者，葛根黄连黄芩汤主之。（《伤寒论·辨太阳病脉证并治中第六》）

葛根黄连黄芩甘草汤

葛根半斤　甘草二两（炙）　黄连三两　黄芩三两

上四味，以水八升，先煮葛根减二升，纳诸药，煮取二升，去滓，分温再服。

对应条文

● 太阳病，桂枝证，医反下之，利遂不止，脉促者，热未解也。喘而汗出者，葛根黄连黄芩甘草汤主之。（《桂林本伤寒杂病论·辨太阳病脉证并治中》）

● 三阳合病，腹满，身重，难以转侧，口不仁面垢，若发汗则谵语，遗尿，下之，则手足逆冷，额上出汗，若自汗者，宜白虎汤。自利者，宜葛根黄连黄芩甘草汤。（《桂林本伤寒杂病论·辨阳明病脉证并治》）

● 霍乱证，有虚实，因其人本有虚实，证随本变故也，虚者脉濡而弱，宜理中汤；实者脉急而促，宜葛根黄连黄芩甘草汤。（《桂林本伤寒杂病论·辨霍乱吐利病脉证并治》）

葶苈大枣泻肺汤

葶苈（熬令黄色，捣丸如弹子大）　大枣十二枚

上先以水三升，煮枣取二升，去枣，内葶苈，煮取一升，

顿服。

对应条文

● 肺痈, 喘不得卧, 葶苈大枣泻肺汤主之。(《金匮要略方论·肺痿肺痈咳嗽上气病脉证治第七》)

● 肺痈胸满胀, 一身面目浮肿, 鼻塞清涕出, 不闻香臭酸辛, 咳逆上气, 喘鸣迫塞, 葶苈大枣泻肺汤主之。(同上)

● 支饮不得息, 葶苈大枣泻肺汤主之。(《金匮要略方论·痰饮咳嗽病脉证并治第十二》)

● 咳而气逆, 喘鸣, 迫塞胸满而胀, 一身面目浮肿, 鼻出清涕, 不闻香臭, 此为肺胀, 葶苈大枣泻肺汤主之。(《桂林本伤寒杂病论·辨咳嗽水饮黄汗历节病脉证并治》)

葶苈栝蒌桔梗牡丹汤

葶苈三两(熬) 栝蒌实大者一枚(捣) 桔梗三两 牡丹皮二两

上四味, 以水六升, 煮取三升, 去滓, 温服一升, 日三服。

对应条文

● 肺脏结, 胸中闭塞, 喘, 咳, 善悲, 脉短而涩, 百合贝母茯苓桔梗汤主之。若咳而唾血, 胸中痛, 此为实, 葶苈栝蒌桔梗牡丹汤主之。(《桂林本伤寒杂病论·辨太阳病脉证并治下》)

葵子茯苓散

葵子一斤　茯苓三两

上二味，杵为散，饮服方寸匙，日三服，小便利则愈。

对应条文

• 妊娠，有水气，身重，小便不利，洒淅恶寒，起即头眩，葵子茯苓散主之。(《金匮要略方论·妇人妊娠病脉证并治第二十》)

• 妊娠，有水气，小便不利，洒淅恶寒，起即头眩，葵子茯苓散主之。(《桂林本伤寒杂病论·辨妇人各病脉证并治》)

硝石矾石散

硝石　矾石（烧）等分

上二味，为散，以大麦粥汁和服方寸匕，日三服。病随大小便去，小便正黄，大便正黑，是候也。

对应条文

• 黄家日晡所发热，而反恶寒，此为女劳得之。膀胱急，少腹满，身尽黄，额上黑，足下热，因作黑疸。其腹胀如水状，大便必黑，时溏，此女劳之病，非水也，腹满者难治，用硝矾散主之。(《金匮要略方论·黄疸病脉证并治第十五》)

• 女劳，膀胱急，少腹满，身尽黄，额上黑，足下热，其腹胀如水状，大便溏而黑，胸满者，难治，硝石矾石散主之。(《桂林本伤寒杂病论·辨血痹虚劳病脉证并治》)

紫石寒食散（《千金翼》）

紫石英　白石英　赤石脂　钟乳（研，炼）　栝蒌根　防风　桔梗　文蛤　鬼臼各十分　太乙余粮十分（烧）　干姜　附子（炮，去皮）　桂枝（去皮）各四分

上十三味，杵为散，酒服方寸匕。

对应条文

● 治伤寒，令愈不复。（《金匮要略方论·杂疗方第二十三》）

紫参汤

紫参半斤　甘草三两

上二味，以水五升，先煮紫参，取二升，内甘草，煮取一升半，分温三服。

对应条文

● 下利肺痛，紫参汤主之。（《金匮要略方论·呕吐哕下利病脉证治第十七》）

● 下利，腹痛，若胸痛者，紫参汤主之。（《桂林本伤寒杂病论·辨厥阴病脉证并治》）

温经汤

吴茱萸三两　当归二两　川芎二两　芍药二两　人参二两　桂枝二两　阿胶二两　生姜二两　牡丹皮二两（去心）　甘草二两　半夏半斤　麦门冬一升（去心）

上十二味，以水一斗，煮取三升，分温三服，亦主妇人少腹寒，久不受胎，兼取崩中去血，或月水来过多，

及至期不来。

《桂林本伤寒杂病论》：吴茱萸三两　当归二两　芎䓖二两　芍药二两　人参二两　桂枝二两　阿胶二两牡丹皮二两　甘草二两　生姜二两

上十味，以水一斗，煮取三升，去滓，日三服，每服一升，温饮之。

对应条文

● 问曰：妇人年五十，所病下利数十日不止，暮即发热，少腹里急，腹满，手掌烦热，唇口干燥，何也？师曰：此病属带下。何以故？曾经半产，瘀血在少腹不去，何以知之？其证唇口干燥，故知之。当以温经汤主之。（《金匮要略方论·妇人杂病脉证并治第二十二》）

● 师曰：此病属带下，何以知之？曾经半产，瘀血在少腹不去，故唇口干燥也，温经汤主之。（《桂林本伤寒杂病论·辨妇人各病脉证并治》）

滑石代赭汤

百合七枚（劈）　滑石三两（碎，绵裹）　代赭石如弹丸大一枚（碎，绵裹）

上先以水洗百合，渍一宿，当白沫出，去其水，更以泉水二升，煎取一升，去滓；别以泉水二升煎滑石、代赭，取一升，去滓；后合和重煎，取一升五合，分温服。

对应条文

● 百合病，下之后者，滑石代赭汤主之。（《金匮要

滑石白鱼散 *

滑石二分　乱发二分（烧）　白鱼二分

上三味，杵为散，饮服方寸匕，日三服。

《桂林本伤寒杂病论》：滑石一斤　乱发一斤（烧）
白鱼一斤

上三味杵为散，饮服方寸匙，日三服。

对应条文

● 小便不利，蒲灰散主之；滑石白鱼散、茯苓戎盐
汤并主之。（《金匮要略方论·消渴小便不利淋病脉证并治
第十三》）

● 小便不利，其人有水气在血分者，滑石乱发白鱼
散主之；茯苓白术戎盐汤亦主之。（《桂林本伤寒杂病论·辨
咳嗽水饮黄汗历节病脉证并治》）

十三画

蒲灰散

蒲灰七分　滑石三分

上二味，杵为散，饮服方寸匕，日三服。

对应条文

● 小便不利，蒲灰散主之；滑石白鱼散、茯苓戎盐

---

* 滑石白鱼散，桂林本作滑石乱发白鱼散。

汤并主之。(《金匮要略方论·消渴小便不利淋病脉证并治第十三》)

- 厥而皮水者，蒲灰散主之。(《金匮要略方论·水气病脉证并治第十四》)

蜀漆散

蜀漆（烧去腥） 云母（烧二日夜） 龙骨等分

上三味，作为散，未发前以浆水服半钱。温疟加蜀漆半分，临发时服一钱匕。(一方云母作云实)

对应条文

- 疟多寒者，名曰牝疟，蜀漆散主之。(《金匮要略方论·疟病脉证并治第四》)

- 疟病，多寒，或但寒不热者，此名牝疟，蜀漆散主之，柴胡桂姜汤亦主之。(《桂林本伤寒杂病论·辨疟病脉证并治》)

十四画

酸枣仁汤

酸枣仁二升 甘草一两 知母二两 茯苓二两 川芎二两（《深师》有生姜二两）

上五味，以水八升，煮酸枣仁，得六升，内诸药，煮取三升，分温三服。

对应条文

- 虚劳虚烦不得眠，酸枣仁汤主之。(《金匮要略方

论·血痹虚劳病脉证并治第六》）

蜘蛛散

蜘蛛十四枚（熬焦）　桂枝半两

上二味，为散，取八分一匕，饮和服，日再服。蜜丸亦可。

《桂林本伤寒杂病论》：蜘蛛十四枚（熬）　桂枝一两

上二味，为散，以白饮和服方寸匙，日再服，蜜丸亦可。

对应条文

● 阴狐疝气者，偏有小大，时时上下，蜘蛛散主之。（《金匮要略方论·趺蹶手指臂肿转筋阴狐疝蛔虫病脉证治第十九》）

● 病人睾丸，偏有大小，时有上下，此为狐疝，宜先刺厥阴之俞，后与蜘蛛散。（《桂林本伤寒杂病论·辨厥阴病脉证并治》）

鼻塞方

蒲灰　细辛　皂荚　麻黄

上四味，等分为末，调和，纳鼻中小许，嚏则愈。

对应条文

● 湿家病，身上尽疼痛，发热，面黄而喘，头痛，鼻塞而烦，其脉大，自能饮食，腹中和无病，病在头中寒湿，故鼻塞，纳药鼻中，则愈。（《桂林本伤寒杂病论·湿病脉证并治》）

蜜煎导方

蜜七合一味，内铜器中微火煎之，稍凝似饴状，搅之勿令焦着，欲可丸，并手捻作挺，令头锐，大如指，长二寸许，当热时急作，冷则鞕。以内谷道中，以手急抱，欲大便时乃去之。

对应条文

• 阳明病，自汗出，若发汗，小便自利者，此为津液内竭，虽鞕不可攻之，当须自欲大便，宜蜜煎导而通之。若土瓜根及与大猪胆汁，皆可为导。（《伤寒论·辨阳明病脉证并治法第八》）

十六画

薯蓣丸

薯蓣三十分　当归　桂枝　干地黄　神曲　豆黄卷各十分　甘草二十八分　川芎　麦门冬　芍药　白术　杏仁各六分　人参七分　柴胡　桔梗　茯苓各五分　阿胶七分　干姜三分　白敛二分　防风六分　大枣百枚（为膏）

上二十一味，末之，炼蜜和丸，如弹子大，空腹酒服一丸，一百丸为剂。

对应条文

• 虚劳诸不足，风气百疾，薯蓣丸主之。（《金匮要略方论·血痹虚劳病脉证并治第六》）

薏苡附子散

薏苡仁十五两　　大附子十枚（炮）

上二味，杵为散，服方寸匕，日三服。

对应条文

● 胸痹缓急者，薏苡附子散主之。（《金匮要略方论·胸痹心痛短气病脉证治第九》）

薏苡附子败酱散

薏苡六十分　　附子二分　　败酱五分

上三味，杵末，取方寸匕，以水二升，煎减半，顿服。（小便当下）

对应条文

● 肠痈之为病，其身甲错，腹皮急，按之濡，如肿状，腹无积聚，身无热，脉数，此为腹内有痈脓，薏苡附子败酱散主之。（《金匮要略方论·疮痈肠痈浸淫病脉证并治第十八》）

橘皮汤

橘皮四两　　生姜半斤

上二味，以水七升，煮取三升，温服一升，下咽即愈。

对应条文

● 干呕，哕，若手足厥者，橘皮汤主之。（《金匮要略方论·呕吐哕下利病脉证治第十七》）

橘皮竹茹汤

橘皮二升　　竹茹二升　　大枣三十枚　　生姜半斤　　甘

草五两　人参一两

上六味，以水一斗，煮取三升，温服一升，日三服。

对应条文

- 哕逆者，橘皮竹茹汤主之。(《金匮要略方论·呕吐哕下利病脉证治第十七》)

- 哕逆，其人虚者，橘皮竹茹汤主之。(《桂林本·伤寒杂病论·辨厥阴病脉证并治》)

橘枳姜汤 *

橘皮一斤　枳实三两　生姜半斤

上三味，以水五升，煮取二升，分温再服。(《肘后》《千金》云治胸痹，胸中愊愊如满，噎塞习习如痒，喉中涩，唾燥沫)

对应条文

- 胸痹，胸中气塞，短气，茯苓杏仁甘草汤主之，橘枳姜汤亦主之。(《金匮要略方论·胸痹心痛短气病脉证治第九》)

- 胸痹，胸中气塞，或短气者，此胸中有水气也，茯苓杏仁甘草汤主之；橘皮枳实生姜汤亦主之。(《桂林本伤寒杂病论·辨胸痹病脉证并治》)

獭肝散 (《肘后》)

獭肝一具炙干末之，水服方寸匕，日三服。

---

* 橘枳姜汤：桂林本作"橘皮枳实生姜汤"。

对应条文

● 治冷劳,又主鬼疰应一门相染。(《金匮要略方论·血痹虚劳病脉证并治第六》)

鳖甲煎丸

鳖甲十二分(炙) 乌扇三分(烧) 黄芩三分 柴胡六分 鼠妇三分(熬)干姜三分 大黄三分 芍药五分 桂枝三分 葶苈一分(熬) 石韦三分(去毛) 厚朴三分 牡丹五分(去心) 瞿麦二分 紫葳三分 半夏一分人参一分 䗪虫五分(熬) 阿胶三分(炙) 蜂巢四分(炙) 赤硝十二分 蟅蝑六分(熬) 桃仁二分

上二十三味,为末,取煅灶下灰一斗,清酒一斛五斗,浸灰,候酒尽一半,着鳖甲于中,煮令泛烂如胶漆,绞取汁,内诸药,煎为丸,如梧子大,空心服七丸,日三服。(《千金方》用鳖甲十二片,又有海藻三分,大戟一分,䗪虫五分,无鼠妇、赤硝二味,以鳖甲煎和诸药为丸)

《桂林本伤寒杂病论》:鳖甲 柴胡 黄芩 大黄牡丹 䗪虫 阿胶

上七味,各等分,捣筛,炼蜜为丸,如梧桐子大,每服七丸,日三服,清酒下,不能饮者,白饮亦可。

对应条文

● 病疟,以月一日发,当以十五日愈,设不差,当月尽解。如其不差,当云何? 师曰:此结为癥瘕,名曰疟母,

急治之，宜鳖甲煎丸。（《金匮要略方论·疟病脉证并治第四》）

藜芦甘草汤

（方未见）

对应条文

• 病人常以手指臂肿动，此人身体瞤瞤者，藜芦甘草汤主之。（《金匮要略方论·趺蹶手指臂肿转筋阴狐疝蛔虫病脉证治第十九》）

下 篇　伤寒百证歌

第一证　伤寒脉证总论歌

大浮数动滑阳脉，阴病见阳生可得，沉涩弦微弱属阴，阳病见阴终死厄（仲景云：脉大浮数动滑，此名阳也；脉沉涩若弦微，此名阴也。阴病见阳脉者生，阳病见阴脉者死）。

阴阳交互最难明，轻重斟量当别白（脉虽有阴阳，须看轻重以分表里，在下文）。

轻手脉浮为在表，表实浮而兼有力，但浮无力表中虚，自汗恶风常渐渐（伤寒先要辨表里虚实，此四者为急。仲景云：浮为在表，沉为在里，然表证有虚有实，浮而有力者表实也，无汗不恶风，浮而无力者，表虚也，自汗恶风也）。

重手脉沉为在里，里实脉沉来亦实，重手无力大而虚，此是里虚宜审的（里证亦有虚实，脉沉而有力者，里实也，故腹满，大便不通，沉而无力者，里虚也，或泄利或阴证之类，以上八句，辨表里虚实尽矣）。

风则虚浮寒牢坚，水停水蓄必沉潜，动则为痛数为热，

209

支饮应须脉急弦，太过之脉为可怪，不及之脉亦如然（仲景云：风则虚浮，寒则牢坚，沉潜水蓄，支饮急弦，动则为痛数则热烦，太过可怪，不及亦然，邪不空见，中必有奸）。

荣卫太盛名高章，高章相搏名曰纲，荣卫微时名慄（恐惧也）卑，慄卑相搏损名彰，荣卫既和名缓迟，缓迟名沉此最良。九种脉中辨虚实，长沙之诀妙难忘（仲景云：寸口卫气盛名曰高，荣气盛名曰章，高章相搏，名曰纲，卫气弱名曰慄，荣气弱名曰卑，卑相搏，名曰损，卫气和名曰缓，荣气和名曰迟，缓迟相搏，名曰沉，大抵仲景脉法，论伤寒与杂病脉法异，故予尝撰仲景三十六种脉法）。

瞥瞥有如羹上肥，此脉定知阳气微，萦萦来如蛛丝细，却是体中阴气衰，脉如泻漆之绝者，病患亡血更何疑（仲景云：脉瞥瞥如羹上肥者，阳气微也，脉萦萦如蜘蛛丝者，阳气衰也，脉绵绵如泻漆之绝者，亡血也，阳气衰，千金云：作阴气衰）。

阳结蔼蔼如车盖，阴结循竿亦象之（仲景云：蔼蔼如车盖者，阳结也，累累如循竿者，阴结也）。

阳盛则促来一止，阴盛则结缓而迟（此谓促结二脉也，仲景云：脉来缓，时一止，名曰结，脉来数时一止，名曰促脉阳盛则促，阴盛则结）。

纵横逆顺宜审察，残贼灾怪要须知（仲景云：脉有相乘，有纵有横，有逆有顺，何谓也，曰水行乘火，金行乘木，名曰纵，火行乘水，木行乘金，名曰横，水行乘金，火行乘木，名曰逆，金行乘水，木行乘火，名曰顺也，又曰，脉有残贼，何谓也，师曰，脉有弦、紧、浮、滑、沉、涩，此六者，名残贼，能为诸贼作病也，又问曰，脉有灾怪，何谓也，答曰，旧时服药，今乃发作，故谓灾怪）。

脉静人病内虚故，人安脉病曰行尸（仲景云：脉病人不病曰行尸，以无主气，故眩仆不知人，人病脉不病，名曰内虚，以无谷神，虽困无苦）。

右手气口当主气，主血人迎左其位，气口紧盛食必伤，人迎紧盛风邪炽（左为人迎，右为气口，人迎紧盛，伤于风，气口紧盛，伤于食也）。

数为在腑迟为脏，浮为在表沉在里（仲景云：浮为在表，沉为在里，数为在腑，迟为在脏）。

脉浮而缓风伤荣，浮紧兼涩寒伤卫，脉微大忌令人吐，欲下犹防虚且细（仲景云：脉微不可吐，虚细不可下）。

沉微气弱汗为难，三者要须常审记（孙用和云：阴虚，脉沉微而气弱者，不可汗，三者汗、下、吐三候，脉有不可行者，切当审也）。

阳加于阴有汗证，左手沉微却应未（《素问》云：阳加于阴，谓之汗）。

211

跌阳胃脉定死生（仲景说跌阳脉者，凡十有一）。

太溪肾脉为根蒂（伤寒必诊太溪跌阳者，谓以肾脉胃脉为主，仲景讥世人握手不及足者以此）。

脉来六至或七至，邪气渐深须用意，浮大昼加并属阳，沉细夜加分阴位，九至以上来短促，状若涌泉无入气，更加悬绝渐无根，命绝天真当死矣（孙尚药云：脉及七至六至以上，浮大，昼加病，沉细夜加病，更及八至，精气消，神气乱，必有散脱精神之候，须切急为治疗，又加之九至十至，虽和扁亦难救，如八至九至，加以悬绝，悬绝者无根也，如泉之通，脉无入气，天真尽而必死矣）。

病患三部脉调匀，大小浮沉迟数类，此是阴阳气已和，勿药自然应可喜（仲景脉，寸口、关上、尺中三处，大小浮沉迟数同类，虽有寒热不解，此脉已和，虽剧，当愈）。

第二证　伤寒病证总类歌

伤寒中风与温湿，热病痉暍并时疫，证候阴阳虽则同，别为调治难专一（以上七证，大略虽相似，须别作调治）。

一则桂枝二麻黄，三则青龙如鼎立，精对无差立便安，何须更数交传日（孙尚药云：一桂枝，二麻黄，三青龙，三日能精对无差，立当见效，不须更候五日转泻，反致

212

坏病也）。

发热恶寒发于阳，无热恶寒自阴出（仲景云：发热而恶寒者，发于阳也，无热而恶寒者，发于阴也）。

阳盛热多内外热，白虎相当并竹叶（白虎汤、竹叶石膏汤，皆治内外热证）。

阴盛寒湿脉沉弦，四逆理中为最捷（孙兆云：阴盛寒湿，则用四逆汤，理中丸）。

热邪入胃结成毒，大小承气宜疏泄（热邪入胃，久则胃伤烂，宜调胃，或大小承气汤）。

胸满宜用泻心汤（胸满证候，用大小泻心汤）。

结胸痞气当分别，按之不痛为虚靳，按之若痛为实结，浅深大小陷胸丸，仲景方中不徒设（孙兆云：结胸痞气两分浅深则大小陷胸丸）。

茵陈可治发黄证，柏皮治痢兼下血（发黄胆热，则用茵陈汤，下利肠毒恶痢下血，柏皮汤）。

小便不利更喘满，烦渴五苓安可缺（利小便止烦渴，用五苓散）。

半在里兮半在表，加减小柴胡有法（小柴胡治半在表里，仲景有加减法）。

夜中得脉日中愈，阴得阳兮灾必脱，日中得脉中夜安，阳得阴兮自相悦，阴阳调顺自和同，不须攻治

213

翻为孽（孙尚药云：凡伤寒三日脉微而微数以顺四时，身凉而和者，此名欲解也，夜半得脉，来日日中愈，阴得阳而解也，日中得脉，夜半愈，阳得阴而和也，阴阳和同尔）。

第三证　表证歌

身热恶寒脉又浮，偏宜发汗更何求（仲景云：脉浮宜以汗解之）。

要须手足俱周遍，不欲淋漓似水流（《金匮》云：凡发汗欲令手足皆周，一时间益佳，但不欲流离，若病不解，当重发汗，汗多则亡阳，阳虚不得重发汗也）。

轻则随时与和解，重须正发病当瘥（仲景有和解之者，有正发之者，和解若小柴胡桂枝是也，正发若麻黄之类是也）。

初春阳弱阴尚胜，不可亟夺成扰搜，夏时暑热脉洪大，玄府开时汗易谋（初春阳弱，不可大发汗以扰乎阳，夏则玄府汗空开，故易汗）。

不可汗脉微而弱，更兼尺中脉迟缓（《金匮》云：脉微不可发汗，无阳故也。又云：尺中脉迟，荣不足，血气少，不可汗）。

微弱无阳迟少血，安可麻黄求发散，更有衄血并下血（仲景云：衄家不可发汗，发汗则额上陷，亡血家不可发汗，则寒慄而振）。

214

风温湿温如何发，坏病虚烦且慎之，腹间动气宜区别（此五证皆不可汗，解在第三十一）。

妇人经水适来时，此是小柴胡证决，忽然误汗表里虚，郁冒不知人作孽（妇人经水适来适断，属小柴胡证，误汗，郁冒不知人）。

第四证　里证歌

不恶寒兮反恶热，胃中干燥并潮热（阳明证，身热，汗自出，不恶寒，反恶热，当下之。又云：潮热者，实也，宜下之）。

手心腋下汗常润，小便如常大便结，腹满而喘或谵语，脉沉而滑里证决（手心与两腋下润，小便如经，大便结硬，皆里证也，内实则腹满而喘，沉而滑者病在内，是曰里证也）。

阳盛阴虚速下之，安可日数拘屑屑（仲景云：阳盛阴虚，汗之则死，下之则愈，盖阳盛则外热，阴虚则内热，内外皆热，故当下，虽三二日便可下，不必四五日过经也）。

失下心胸皆痓闷，冒郁不安成热厥（失下则热极生寒，故冒而厥，厥则半日后复热也）。

庸医不晓疑是阴，误进热药精魂绝（庸医见厥，便以为阴，误服热药，则发斑发黄，不知人也）。

215

三阴大约可温之，积证见时方发泄，太阴腹满或时痛，少阴口燥心下渴，积证悉具更无疑，要在安详加审别（三阴大约可温，唯有积证当下，仲景云：太阳病，医反下之。因腹满时痛属太阴，桂枝加芍药汤主之。其大实痛，则大黄汤主之。又云：少阴口燥咽干，急下之，宜承气汤，如此者当下之也）。

病犹在表不可下，脉浮更兼虚细者（仲景云：脉浮为在表。又云虚细，不可下之）。

恶寒呕吐小便清（恶寒者，表未解，《金匮》云：欲吐者不可下，小便清者，知不在里而在表也）。

不转矢气应难泻（不转矢气者，屎强硬，其后必溏也）。

大便坚硬小便数（脾约证）。阳明自汗津液寡（蜜兑证）。如斯之类下为难，莫便参差成误也。

第五证　表里寒热歌

病患身热欲得衣，寒在骨髓热在肌。先与桂枝使寒已，小柴加桂次温之。病患身寒衣裈退，寒在皮肤热在髓。白虎加参先除热，桂黄各半解其外（仲景云：病患身大热，反欲得衣者，热在皮肤，寒在骨髓也，身大寒，反不欲近衣者，寒在皮肤，热在骨髓也，仲景俱无治法。朱肱云：寒在骨髓，先与桂枝，次与小柴胡加桂汤，热在骨髓，先以白虎加人参汤，以除其热，次以桂枝麻黄各半汤，以解其外也）。

病有标本并始末，先后不同当审察，里寒表热脉沉迟，里热表寒脉必滑（朱肱云：里寒表热者，脉沉而迟，里热表寒，脉必滑也）。

第六证　表里虚实歌

脉浮而缓表中虚，有汗恶风腠理疏，浮紧而涩表却实，恶寒无汗体焚如（伤寒最要辨表里虚实为先，有表实，有表虚，有里实，有里虚，有表里俱实，有表里俱虚，先辨此六者，然后用药，无不瘥矣，盖脉浮而缓，又恶风有汗，此表虚中风证也，脉浮紧而涩，尺有力，恶寒无汗，此表实，伤寒证也）。

脉沉无力里虚证，四逆理中为对病，沉而有力紧且实，柴胡承气宜相应（里虚宜温之，故用四逆理中，里实，宜下之，故用柴胡承气）。

又有表和而里病，下之则愈斯为正，里和表病汗为宜，忽然误下应难拯（外台云：表和里病，下之则愈，汗之则死，里和表病，汗之则愈，下之则死）。

虚则温之实泻之，病形脉证要相宜，更兼药饵如精对，立便安康待甚时（孙尚云：精对无差，立当见效，不必三日以前汗，五日以后下也）。

第七证　急救表里歌

伤寒下后表里虚，急当救疗莫踌躇，下利不止身疼

217

痛，救里为先四逆�，忽若清便自调适，却宜救表桂枝
徒，切莫迟延生别病，过街脉变在斯须（仲景云：伤寒
脉下之，续得下利，消谷不止，身疼痛者，急当救里，
后身疼痛清便自调者，急当救表，救里宜四逆，救表宜
桂枝）。

第八证　无表里证歌

既无里证又无表，随证小柴胡治疗，大便坚硬脉浮数，
却与大柴胡极妙（仲景云：病患无表里证，发热七八日，
脉浮数，可与大柴胡汤下之）。

七八日后至过经，证候如斯当辨晓，何况热实睛不
和，常觉目中不了了（仲景云：伤寒六七日，目中不了了，
睛不和，无表里证，大便难，微热者，急下之，大承气
柴胡）。

第九证　表里水歌

有水须分表和里，安可妄投增病势，干呕微利咳发热，
谓表有水青龙谛（仲景云：伤寒，表不解，心下有水气，
干呕发热而咳，或渴，或利，或噎，或小便不利，小腹满，
或喘者，小青龙，此谓表有水也）。

忽若身凉并汗出，两胁疼痛心下痞，表解争知里未和，
十枣汤方能主治（太阳中风，心下痞硬，满，引胁下痛，
干呕，短气，汗出，不恶寒者，此表解里未和也，十枣

汤主之）。

第十证　表里两证俱见歌

脉来浮大表证尔，便赤烦渴却在里（脉浮者，表证也，小便赤而烦渴，又却有里证也）。

表里两证俱见时，当用五苓与调理（此证宜用五苓散，盖五苓治内外俱热）。

又如大便数日结，头痛更兼身有热，其人小便却又清，亦是两证当区别（大便结硬，头痛身热，小便却清，知不在里而在表也）。

大便坚硬脉沉细，里证当下分明谛，头汗出时微恶寒，手足兼冷却非是（仲景云：伤寒五六日，头汗出，微恶寒，手足冷，心下满，口不欲食，大便硬，脉细者，此为阳微结，有表复有里也，脉沉亦在里也，此为半在表半在里焉）。

仲景着论非一端，要在审详而已矣（仲景云：中有两证者，凡十余法，故此略举一二为例）。

第十一证　三阴三阳传入歌

尺寸俱浮属巨阳，一二日内病如常，经络一连风府穴，头项痛兮腰脊强（仲景云：尺寸俱浮者，太阳受病，当一二日发，以其上连风府，故头项痛，腰脊强）。

219

脉长阳明为受病，二三日内斯为应，挟鼻络目是其经，目痛鼻干眠不稳（仲景云：尺寸俱长者，阳明受病也，当二三日发，以其脉挟鼻络于目，故身热目疼，鼻干，不得卧也）。

少阳经络贯耳中，脉弦胁痛耳应聋，四日以前皆在腑，汗之即退易为功（仲景云：尺寸俱弦者，少阳受病也，当三四日发，以脉循胁于耳，故胸胁痛，而耳聋，此三经受病，未入脏，故可汗也）。

四五日中得太阴，太阴之脉细而沉，布胃络嗌嗌干燥，脾宫腹满病难禁（仲景云：尺寸俱沉细者，太阴受病也，当四五日发，以其脉布胃中，络于嗌，故腹满而嗌干矣）。

少阴传到脉沉紧，贯肾络肺系舌本，口燥舌干渴不休，五六日中病有准（尺寸脉俱沉者，少阴受病也，当五六日发，以其脉贯肾，络于肺，系舌本，故口燥舌干而渴）。

七八日至厥阴经，烦满囊缩可忧惊，三阴受邪已入脏，却宜泻下自和平（仲景云：尺寸俱微缓者，厥阴受病也，当六七日发，以其循阴器络于肝，故烦满而囊缩，必三阴皆已入脏，故可下而已也）。

六经已尽传亦遍，土不受邪脉来缓，水火相交气和，云与雨至斯为汗（若传至厥阴，其脉来缓者，脾土不再受克，故水升火降，气和而大汗解矣）。

第十二证　阴阳两感歌

伤寒热甚虽不死，两感伤寒漫料理（仲景云：凡伤于寒则发为热，虽甚不死，若两感于寒而病者，必死，又曰两感病俱作，治有先后，发表攻里，本自不同，故漫料理可也）。

一日太阳少阴病，腹痛口干烦饮水（太阳膀胱也，少阴肾也，为表里，故仲景云：太阳与少阴俱病，则腹痛口干，烦满而渴）。

二日阳明合太阴，腹满身热如火炽，不欲饮食鼻内干，妄言谵语终难睡（仲景云：二日阳明与太阴俱病，则腹满身热，不欲食，谵语）。

三日少阳合厥阴，耳聋囊缩不知人，厥逆水浆不入口，六日为期是死辰（仲景云：三日少阳与厥阴俱病，则耳聋囊缩而厥，水浆不入口，不知人者，六日死矣）。

第十三证　阳证阳毒歌

太阳阳明与少阳，三阳传入是其常（一二日太阳，二三日阳明，三四日少阳，各以其经传入也）。

太阳脉浮恶寒气，阳明恶热脉来长（太阳脉浮，阳明脉长，太阳恶寒恶风，阳明不恶寒反恶热）。

少阳口苦胁下满，往来寒热脉弦张（仲景云：少阳之为病，口苦，咽干，目眩，又曰，太阳病不解，转入

221

少阳者，胁下坚满，往来寒热，其脉弦细）。

阳若独盛阴暴绝，变为阳毒必发狂（三阳病不治，必变为阳毒）。

内外热结舌又卷，鼻中煤烟不可当，脉应洪实或滑促，宜用升麻栀子汤。

第十四证　阴证阴毒歌

饮食不节阴受之，太阴腹胀病在脾（《素问》云：起居不节，阴受之，饮食不节，则阴受之，伤寒四五日，传太阴，太阴，脾经也，故其腹胀满）。

少阴肾病脉微细，心烦但寐渴无时（仲景云：少阴之为病，脉微细，但欲寐。又云：少阴但欲寐，五六日，自利而渴）。

厥阴气上冲心下，饥不欲食食吐蛔（仲景云：厥阴为病，消渴，气上冲心，饥不欲食，食吐蛔）。

阴病若深阳顿绝，变成阴毒更何疑，四肢逆冷脐筑痛，身如被杖痛可知（宋迪云：积阴盛于下，则微阳消于上，故其候沉重，四肢逆冷，脐腹筑痛，身疼如被杖）。

或因冷物伤脾胃，或因欲事肾经衰，内感伏阴外寒气，腰重头疼觉倦疲（阴毒本因肾气虚寒，嗜欲过多，或伤冷物，复伤风邪，内既伏阴，外又感寒，或先感外寒，而内伏阴，内外皆阴。故阳气不守，遂发头疼腰重，腹痛，眼睛疼，身体倦怠，而不甚热，四肢逆冷矣）。

额上手背皆冷汗，二三日内尚支持（额上手背皆有冷汗，二三日内或可起行，不甚劳重）。

六脉沉细时来疾，尺部短小力还微，寸口有时或来大，误经转泻若何医（阴毒诊之，则六脉俱沉细，而疾，尺部短小，寸口或大。六脉俱浮大，或沉，取之，大而不甚疾者，非阴证也，误转泻，则渴转甚躁转急）。

阴病渐深腹转痛，心胸膜胀郑声随，虚汗不止咽不利，指甲青黑面色黧（阴证深，则咽喉不利，心下胀满，结硬躁渴，虚汗不止，或时郑声，指甲面色俱青黑，仲景云：虚则郑声）。

一息七至沉细疾，速灸关元不可迟（六脉沉细而疾，一息七至以来，有此证者，速宜灸关元二三百壮，穴在脐下三寸）。

更兼金液来苏治，庶得阳回命可追（灸毕，更以金液来苏丹助之，庶几阳复也）。

第十五证　太阳阳明合病歌

太阳阳明同合病，仲景法中有三证。自利宜服葛根汤，但呕却加半夏应。喘而胸满属麻黄，慎勿下之轻性命。循规守矩治为宜，要使冲和自安静（仲景三证，一者太

223

阳与阳明合病，则自利，葛根汤主之，二者合病，不下利，但呕者，葛根加半夏汤主之，三者太阳阳明合病，喘而胸满者不可下，宜麻黄汤）。

第十六证　太阳少阳合病歌

太阳少阳合病时，亦须下利更何疑。下利黄芩汤可用，若呕还加半夏奇（仲景云：太阳少阳合病，自下利者，与黄芩汤，若呕者，黄芩加半夏生姜汤）。

第十七证　三阳合病歌

腹满身重难转侧，面垢遗尿谵语极。三阳合病口不仁，白虎汤功更奇特（仲景云：三阳合病，腹满身重，难以转侧，口中不仁谵语遗溺，发汗则谵语，下之则额上生汗，手足厥冷，自汗，白虎汤主之）。

第十八证　太阳少阳并病歌

太少并病证有二，汗下差之皆致毙。头痛眩冒如结胸，误若汗时谵语至。肺俞肝俞皆可刺，谵语却刺期门是（仲景一云：太阳少阳并病，头痛眩冒，时如结胸，心下痞硬，当刺肺俞肝俞，不可发汗。发汗则谵语脉弦，五日谵语不止，当刺期门）。

颈项强时刺大椎，此候在心当切记（一证云：太少并病，心下硬，颈强而眩者，当刺大椎，肺俞，肝俞，慎勿下）。

第十九证　　阴证似阳歌

烦躁面赤身微热，脉至沉微阴作孽（脉来沉微者阴也，阴极生热，故烦躁面赤身热）。

阴证似阳医者疑，但以脉凭斯要诀（但以脉为据，不必守证也）。

身热里寒阴躁盛，面戴阳兮下虚证（身热也，里寒也，烦躁者阴盛也，面戴阳者，下虚故也，此皆阴证似阳也）。

阴发躁兮热发厥，物极则反皆理性（阴极则生躁热极则发厥，物极则反，皆物之理性也）。

第二十证　　阳证似阴歌

小便赤色大便秘，其脉沉滑阳证是，四肢逆冷伏热深，阳证似阴当审谛（小便赤，大便秘，脉沉滑，阳证也。阳极生阴热极生寒，故令四肢逆冷，以其伏热深也。医见四肢逆冷便以为阴，则误也，当仔细审详）。

轻者且宜供白虎，重者须当用承气，重阳如阴理宜然，寒暑之变亦如是。

第二十一证　　阴盛隔阳歌

身冷脉沉紧且细，内虽烦躁不饮水，此名阴盛隔阳证，霹雳散用烦躁止（脉沉紧而细，不欲饮水者，阴盛隔阳也，当用附子霹雳散)。

躁若止兮应得睡,寒已散兮阴自退,热气上行得汗痊,火焰丹砂宜用矣。

第二十二证 阴阳易歌

男子阴肿多绞刺,妇人腰痛并里急,伤寒瘥后便行房,男名阳易女阴易,热上冲胸头不举,眼中生花气翕翕,烧裈㨭鼠橘皮汤,选此用之医可必(仲景云:伤寒阴阳易之为病,身体重,少气,小腹里急,或引阴中拘挛,热上冲胸,头重不欲举,眼中生花,瘨胞赤,膝胫拘急,烧裈散主之。此病男子则阴肿,妇人则腰痛,《千金》《外台》云:有㹠鼠汤,橘皮汤,亦可用)。

第二十三证 伤寒歌

脉浮紧涩是伤寒,热少寒多不躁烦(伤寒脉浮紧而涩,热少寒多,心不烦躁)。

头痛无汗身拘急,微厥之时在指端,腰脊疼痛色多惨,唯宜发汗与通关(学人先须要辨,伤寒中风二证。伤寒,脉浮紧而涩;中风,脉浮而缓。伤寒者恶寒不恶风,中风者恶风不恶寒。伤寒者无汗,中风者自汗。伤寒者面色惨凄,中风者其面色和悦也)。

大青龙证及麻黄,热多寒少亦其常(伤寒大抵虽热少寒多,亦有热多寒少者,如麻黄证云发热身痛,大青龙证云脉浮紧，发热而恶寒）。

热多寒少不烦躁，亦宜汗解正相当，微弱无阳桂枝越（仲景云：太阳病发热多寒少，脉微弱者，无阳也，不可发汗，用桂枝二越婢一汤）。

尺迟血少建中汤（尺脉迟者，血少也，宜建中汤。仲景建中证云：伤寒阳脉涩，阴脉弦，法当腹中急痛，与建中汤，迟弦虽不同，皆少血之脉也）。

淋家衄家不可汗，小柴胡解自安康（淋家、衄家、疮家，以至四动脉，不可发汗者，王实皆用小柴胡汤）。

第二十四证　中风歌

恶风自汗是伤风（仲景谓伤风为中风）。

体热头疼病势浓，手足不冷心烦躁，面色如常无惨容（解在前篇）。

脉浮而缓是本证，寸大尺弱有时逢（伤风脉虽浮而缓，《活人书》云：有尺脉弱寸口大者。仲景云：阳浮而阴弱，阳浮者热自发，阴弱者汗自出）。

桂枝败毒独活辈，宜皆选用在其中（《活人书》云：治中风药宜桂枝败毒独活散之类）。

项强桂枝加干葛（仲景云：太阳病项背强几几，反汗出恶风者，宜桂枝加葛根汤主之）。

227

漏风加附可收功（仲景云：太阳病发汗，遂漏不止，其人恶风，小便难，四肢微急，难以屈伸者，桂枝加附子汤主之）。

伤风伤寒何以判，寒脉紧涩风浮缓，寒必恶寒风恶风，伤风自汗寒无汗（解在前篇）。

第二十五证　伤寒见风脉中风见寒脉歌

恶寒不躁微四逆，脉浮而缓来无力。恶风烦躁手足温，脉诊紧浮来又涩。伤寒反得伤风诊，中风却见伤寒脉。大青龙证是为宜，调卫调荣斯两得（仲景云：太阳中风脉浮紧，发热恶寒，身疼痛，不汗出而烦躁者，大青龙汤主之。又云：伤寒脉浮缓，身不疼，但重，乍有轻时，无三阴证者，大青龙汤主之。中风宜浮缓，今却浮紧，伤寒宜浮紧，今却浮缓，此中风见寒脉，伤寒见风脉也）。

要知其病加烦躁，方可服之为最的，脉微自汗又恶风，误用肉瞤并筋惕（仲景云：脉微弱，汗出恶风者，不可服之，服之厥逆，筋惕肉瞤，此为逆也。故王实止用桂枝麻黄各半汤）。

第二十六证　热病中歌

身热恶寒头痛楚，心烦躁渴如何御（身热，恶风，头痛，心烦，躁渴热病，中暑，其证相似，但脉不同耳，

228

语在下）。

脉洪紧盛为热病，脉虚细弱为伤暑（热病，脉必浮大洪紧，伤暑之脉，必虚细而弱，详考诸书，暑脉多不一。仲景云：太阳中暑者，身热而脉微。又云：其脉弦细芤迟，小便已，洒洒然毛耸。朱肱云：脉虚身热，得之伤暑，又曰，热病脉洪大，中暑脉细弱，当以意消息也）。

伤暑面垢并背寒，四肢倦怠汗无度，口噤五苓白虎佳，痰逆橘皮汤可愈（仲景云：手足逆冷，小有劳，身即热，口开，前板齿燥，若发其汗，则恶寒甚，加温针，则发热甚，数下之则淋甚）。

皮肤既缓腠理开，洒然毛竦风寒恶，缪加热药发斑黄，可怪庸医心术误（仲景云：小便已洒然毛竦，故其人可出而恶寒，若行热药，便发斑发黄也）。

第二十七证　　五种温歌

温病、温疟、风温、温疫、温毒。

伤寒春月名温病，脉来浮数是其证，发热头疼亦恶寒，冬夏比之轻不甚，升麻解肌为最良，小柴竹叶宜相称（以上论温病也，《素问》云：冬伤于寒，春必病温。仲景云：冬月冒寒气，不即病者，藏于肌肤，至春变为温病，故其证如此，宜升麻解肌汤之类）。

229

尺寸盛兮兼弦数，重感于寒变温疟，先热后寒小柴胡，但热不寒白虎药（以上论温疟也。仲景云：若脉阴阳俱盛，重感于寒者，变成温疟。《素问》云：疟脉自弦，弦数者热多。朱肱云：先热后寒者，小柴胡汤，但热不寒者，白虎加桂枝汤主之）。

濡弱阴脉浮滑阳，此是风温证候当，头疼身热常自汗，四肢不收鼾睡长，当治少阴厥阴病，误汗黄芪防己汤（以上论风温也。仲景云：阳脉浮滑，阴脉濡弱，更遇于风，变为风温，其病四肢痉缓。又云：风温为病，脉阴阳俱浮，自汗出，身重多眠睡，鼻息必鼾，语言难出。若被下者，小便不利，直视失溲；若被火者，微发黄色。剧则如惊痫，时瘛疭也，少阴火也，厥阴木也，当治炎火风木，误汗之，则用黄芪防己汤救之也）。

阳脉濡兮阴弦紧，更遇温气来行令，变成温疫作天行，少长皆同无异病，热温寒清顺时宜，以平为期如斯正（此论温疫也，仲景云：阳脉濡弱，阴脉弦紧者，更遇温气，变为温疫，一岁少长皆同病者，温疫也）。

最重温毒为可怪，阳脉洪数阴实大，发斑瘾疹如锦文，咳兼心闷何由快（此论温毒也。仲景云：阳脉洪数，阴脉实大，更遇温热，变为温毒。温毒为病，最重也，故发斑，生疹，咳嗽，心下快痞闷，宜用元参升麻汤）。

宜用元参升麻汤，长沙仲景分明载。

第二十八证 三种湿歌

湿温、中湿、风湿。

湿温中湿并风湿，三者同名而异实，暑湿相搏成湿温，胸间多汗头如劈，两胫逆冷苦妄言，阳濡而弱阴小急（以上湿温证也）。

第二中湿之为病，脉来沉缓其名的，一身尽痛兼发黄，大便反快小便涩（仲景云：太阳病，关节疼痛而烦，脉沉而缓者，此名中湿。其候令人小便不利，大便反快，但当利其小便。又云：湿家之为病，一身尽痛，发热，身色如熏黄，湿家其人但头汗出背强，欲得覆被向火，若下之早，则成胸满，小便不利，舌上如苔者，以丹田有热，胸中有寒，渴欲得水而不能饮，口燥烦也。又云：湿家病，身上疼痛，发热面黄而喘，头痛鼻塞而烦，其脉大，自能饮食，腹中无病，病若头中寒湿，故鼻塞，纳药鼻中则愈）。

本是风雨山泽气，中之令人成此疾，第三风湿脉但浮，肢体痛重难转侧，额上微汗身微肿，不欲去被憎寒慄（此论风湿也，风湿之证。仲景云：一身尽痛发热，日晡所剧，此名风湿。此病伤于汗出当风，或久伤取冷所致也，故其脉浮，额上有微汗，不欲去被也）。

发汗漐漐欲润身，风湿俱去斯为得（仲景云：风湿相搏，一身疼痛，法当汗出而解，值天阴雨不止。医云此可发汗，

231

汗之病不愈，何也？答曰：发其汗汗大出者，但风气去，湿气在，是故不愈也。治风湿者，发汗微微出者，则是风湿俱去者也）。

防己黄芪术附汤，对证用之医可必（防己黄芪汤、术附汤，皆治风湿自汗）。

第二十九证　两种痉歌

发热恶寒头项强，腰脊分明似反张，瘛疭口噤如痫状，此名痉病是其常（仲景云：病身热暑寒，头项强急，恶寒，时头面赤，目脉赤，独头面摇，卒口噤，背反张者，痉病也）。

先感风寒后感湿，沉迟弦细脉相当（仲景云：太阳病发热，脉沉而细者，名曰痉，《千金》云：太阳中风，重感于寒湿，则变痉病也。仲景又云：太阳发汗太多，因成痉。孙尚药云：病热而脉沉细者，难治也）。

有汗不恶名柔痉，无汗恶寒名曰刚，无汗葛根有汗桂，二痉皆宜续命汤（无汗葛根汤，有汗桂枝汤，而分发汗解肌。痉有刚痉，有柔痉。刚痉无汗，柔痉有汗，自宜续命汤。仲景云：太阳病发热，无汗，反恶寒，名曰刚痉，汗出不恶寒者，名曰柔痉）。

脚挛啮齿皆阳热，承气汤宜下最良（以上皆热证，当用承气汤）。

亦名阳痓并阴痓，名异实同安可忘（痓，痉，名异实同也）。

第三十证　　四证似伤寒歌

食积、虚烦、寒痰、脚气。

食积虚烦并有痰，更兼脚气似伤寒，四家病证虽云异，发热憎寒却一般（此四证虽非伤寒，然发热憎寒，则同，当以脉证辨之）。

中脘寒痰胸痞满，脉浮自汗体难干（此痰证也。有痰则胸中痞满，自汗，脉浮）。

食积令人头必痛，身不疼兮积证端，气口紧盛伤于食，心烦脉数呕吞酸（此食积也。食积则身不疼，但呕恶吞酸，气口脉紧盛，而它脉数。朱肱云：气口紧盛，伤于食）。

虚烦之脉不紧实，但觉身心热与烦，身不疼兮头不痛，唯宜竹叶便须安（孙尚药云：虚烦与伤寒相似，但得病二三日，脉不浮，不恶寒，身不疼痛，但热而不烦，不可发汗，发汗必危损，如脉不紧实，不甚痛，但热而或不烦，非里实，亦不可下，下之必危损，唯可服竹叶汤主之）。

又有脚气之为病，大便坚硬足行难，两胫肿满或枯细，莫与伤寒一例看（此论脚气也，脚气大便坚，脚膝肿痛，

233

两胫或有肿满，或有枯细者，方其发时，亦发热憎寒，呕恶，似伤寒证候也）。

第三十一证　可汗不可汗歌

脉浮唯宜以汗解，春夏用之何足怪（仲景云：脉浮宜以汗解。又云：大法，春夏宜汗）。

风若伤卫属桂枝，寒伤荣血麻黄快（仲景云：风则伤卫，寒则伤荣，伤卫属桂枝，伤荣属麻黄，二药虽均曰发汗，自有浅深也）。

项强几几葛根汤，心间水气青龙对（仲景云：项背强，几几者，用麻黄葛根汤，心下有水气者，小青龙汤主之）。

少阴亦可微发汗，附子麻黄泄其外（仲景云：少阴病，得之二三日，麻黄附子甘草汤，微发其汗）。

风湿发汗恶淋漓，风气去兮湿气在，唯宜沾润遍周身，湿气风邪俱已退（风湿，惟要微微似欲汗出，若大汗出者，风气虽去，湿气仍在也）。

大抵尺迟汗为逆（自此以下，皆不可，汗也。仲景云：尺中迟者，精气不足，血气微少，不可汗）。

微弦濡弱斯为害（仲景云：微反在下，弦反在上，弱反在关，濡反在颠，不可发汗，发汗则寒慄至矣）。

少阴沉细病在里，少阳弦细却主内（仲景云：少阴

234

脉沉细数，病在里，不可发汗。又云：伤寒脉弦细，头痛发热，此属少阳，少阳不可发汗）。

两厥若汗必舌萎（厥不可发汗，发汗则声乱，咽嘶，舌萎，声不得前）。

四动汗之还室碍（仲景云：动气在上，动气在下，动气在左，动气在右，皆不可发汗）。

疮家汗之必成痉，淋家汗之便血杀，衄家汗之额上陷，咽干汗之咽却隘（仲景云：疮家虽身疼痛，不可攻其表，汗之必痉。淋家，汗之必便血，衄家汗之，额上促急而紧，直视不得眴，不能眠，咽干燥者，不可发汗，王实伤寒证治，皆用小柴胡汤）。

亡血汗之必寒慄（仲景云：亡血不可发汗，发汗则寒慄而振）。

汗家重汗精神惫（仲景云：汗家重发汗，必恍惚心乱，小便已阴痛）。

少阴强汗动经血（仲景云：少阴无汗，而强发之，必动其血）。

虚烦坏病尤须戒（仲景云：虚烦坏病，皆不可发汗宜用小柴胡汤主之）。

月经适断适来时，切莫动经成冒昧（此小柴胡证，发则郁冒不知人）。

第三十二证　可下不可下歌

宿食不消当下之，寸口浮大尺中微（人病有宿食，何以别之？师曰：寸口脉浮大，按之反涩，尺中亦微而涩，当下之，承气汤主之）。

阳明瘀热茵陈证（仲景云：阳明瘀热在里，身必发黄，宜茵陈蒿汤主之）。

谵语柴胡汤最宜（《金匮》云：汗出而谵语者，有燥屎在胃中，此风也，过经乃下之，宜大承气汤，大柴胡汤）。

结胸大陷胸丸对，瘀血抵当不可迟（结胸，宜大陷胸下之。瘀血，宜抵当丸下之）。

大便坚硬惟承气，痞气泻心汤勿疑（大便坚硬，宜下以承气汤，痞气虚靳，宜下以泻心汤）。

脉若阳微下则痞（自此以下不可下也。《金匮》云：阳微不可下，下之则心下痞坚）。

或兼虚细更难之（仲景云：脉微不可吐，虚细不可下）。

结胸浮大下之死（《金匮》云：结胸证，其脉浮大者，不可下，下之则死）。

四逆若下命倾危（《金匮》云：四逆厥者不可下，下之则死，虚家亦然）。

恶寒自是有表证（恶寒者，表证在，不可下）。

236

呕吐仍兼胃气亏（仲景云：病吐者，不可下之）。

不转失气必溏利（仲景云：阳明病，不大便六七日，恐有燥屎，欲知之法，可与小承气汤，若腹中转失气者，为有燥屎，乃可攻之，若不转失气者，此但头硬后必溏泄，不可下）。

阳明自汗下难为（阳明自汗，小便利，此为津液内竭，虽坚不可攻，宜用蜜煎导之）。

咽中闭塞尤须忌（《玉函》云：咽中闭塞，不可下，下之则上轻下重，卧则欲蜷身急痛）。

跌阳浮数已虚脾（仲景云：跌阳脉浮而数，浮则伤胃，数则动脾，此非本病，医特下之所为也）。

左右上下有动气，更在调和仔细医（仲景云：动气在右，下之则津液内竭，咽燥鼻干，头眩心悸，动气在左，下之则腹满气急，动气在上，下之则掌握热烦，动气在下，下之则腹满卒起头眩）。

第三十三证　可吐不可吐歌

伤寒大法春宜吐（仲景云：大法春宜吐）。

宿食不消胸满㾓（《玉函》云：宿食在下管，当吐之）。

胸中郁郁兼有涎，寸口微数知其故（《玉函》云：胸上结实，胸中郁郁而痛，不能食，使人按之，而反有涎唾，下利日十余行，其脉反迟，寸口微滑，此可吐之，以上

237

皆可吐之证也）。

脉微若吐大为逆（仲景云：脉微不可吐，虚细不可下）。

少阴寒饮无增剧（仲景云：少阴病，其人饮食入则吐。心温温然欲吐，复不得吐，始得之，手足寒，脉弦迟，此胸中实可吐也。若膈上有寒饮者，干呕不可吐，当温之矣）。

四逆虚家止可温，误吐内烦谁受责（《玉函》《金匮》云：四逆病厥不可吐，虚家亦然。又云：太阳病强吐之，则内烦，论此皆不可吐者也）。

第三十四证　可火不可火歌

中风忽然被火劫，咽烂发黄津液竭（仲景云：太阳中风，以火劫，发其汗，邪风被火劫，血气流，其身则发黄，至于咽烂矣）。

荣微血弱与烧针，烦躁昏迷并发热（仲景云：其脉沉者，荣气微也，加烧针，则血留不行，更发热而烦躁也）。

阳明被火必怵惕（《玉函》云：阳明脉浮紧，加烧针者必怵惕）。

太阳被火必清血（仲景云：太阳以火熏之，不得汗，其人必躁，到经不解，必清血）。

少阴火劫小便难，强责汗时翻作孽（仲景云：少阴病，咳而下利谵语，是为被火劫故也。小便必难，为强责少阴汗，故也）。

或致虚烦不得眠，或致发黄中郁结，或致下血如豚肝，或致谵言语无节（仲景云：阳明病加温针，则烦躁不得眠。阳明病，被火劫，额上汗出，必发黄。瘀热在膀胱，蓄结成积，则下血，如豚肝。太阳阳明被火劫，必谵语）。

此皆误火之为病，切须仔细加分别，张苗欲汗外迎之，却取烧蒸布桃叶（陈廪丘问张苗：连发汗不出如何？苗云：亦可烧地布桃叶，蒸湿之气于外迎之，可得汗也）。

第三十五证 可水不可水歌

太阳汗后不得眠，少与水饮当自全（仲景云：太阳病发汗后，若大汗出，胃中干燥，烦而不能眠，其人欲饮，当时饮之，胃中和则愈矣）。

厥阴烦渴思得水，斟量多寡亦如然（仲景云：厥阴病渴，欲饮水者，与水饮之，则愈也）。

霍乱思水五苓妙，呕吐思水猪苓痊（仲景云：霍乱头痛发热，身体疼痛，热多饮水，五苓散主之。又云：呕吐而病在膈上，后必思水者，急与猪苓散之也）。

过多反病成喘咳（小青龙证云水停心下，成喘咳）。

胃冷应知呕哕愆（仲景云：胃中虚冷，其人不能食，饮水则哕）。

小嚏皮上有粟起（仲景云：病在阳，当以汗解，而反以水嚏之，若灌之，其人热却不得去，益烦，皮上粟起者是也）。

水洗结胸热可怜（仲景《玉函》云：结胸身热，以水洗之灌之，则益热）。寒气得水即成餩（餩音噎，食不下也。仲景云：寸口脉浮大，医乃不知，而反饮冷水，令汗大出，以得寒气，冷必相搏，其人即餩）。

可否医工要达权。

第三十六证　可灸不可灸歌

少阴吐利时加呕，手足不冷是其候，口中虽和背恶寒，脉来微涩皆须灸（仲景云：少阴病，其人吐利，手足不逆，反发热者不死，脉不足者灸，厥少阴七壮。又云：少阴一二日，口中和，背恶寒者，当灸之。又云：下利脉微涩者，灸厥阴可五十壮）。

阴毒阳虚汗不止，腹胀肠鸣若雷吼，面黑更兼指甲青，速灸关元应不谬（宋迪阴证诀云：阴毒，汗不止，腹胀肠鸣，面鼙黑色，指甲青者，速灸关元一百壮，至三百壮）。

微数之脉却慎之，因火为邪恐难救（仲景云：微数之脉，慎不可灸，因火为邪，则为烦逆，焦骨伤筋血，

240

难复也）。

脉浮热甚灸为难，唾血咽干诚戾缪（仲景云：脉浮
热甚，而灸之则为实，实以虚治，因火而动咽燥，必吐血，
自微数之脉以下，皆不可灸也）。

第三十七证　可针不可针歌

太阳头痛经七日，不愈传成大疾，法中当刺足阳明，
可使不传邪气出（仲景《玉函》云：太阳病，头痛至七日，
自当愈，其经竟，故也，若欲再传者，刺足阳明，使经
不传则愈也）。

桂枝服了烦不解，风府风池刺无失（仲景云：太阳病，
服桂枝汤，而反烦不解者，当先刺风池风府，却与桂枝
汤服之，则愈也）。

经来经断刺期门，正恐热邪居血室（仲景云：妇人
中风，经水适来。又云：经水适断，热入血室者，刺期门，
随其虚实而取之）。

项强当刺大椎间，脉有纵横肝募吉（仲景云：太阳
与少阳并病，心下痞，头项强而眩，当刺大椎第一间。
又曰，肝乘脾，名纵，肝乘肺，名横，皆当刺期门，期
门肝募也）。

妇人怀身及七月，从腰以下如水溢，当刺劳宫及关元，
以利小便去心实（仲景《玉函》云：妇人伤寒怀身，腹满，

从腰以下，重如水气状，怀身七月，太阴当养不养，此心实，当刺劳宫及关元穴，小便利则愈）。

大怒大劳并大醉，大饱大饥刺之逆，熇熇之热漉漉汗，浑浑之脉安可失（《素问》云：无刺熇熇之热，漉漉之汗，浑浑之脉）。

浅深分寸自根据经，此道相传休秘密。

第三十八证　伤寒可温歌

大抵冬宜热药温（大法冬宜服温热药）。

下利少阴有二门（仲景云：法中可温者，有九证，皆下利与少阴两家而已）。

腹满身痛先救里（仲景云：病发热头痛，脉反沉，若不瘥，身体更疼痛用救其里，四逆汤。又云：下利腹满，身体疼痛，先温其里，宜四逆汤）。

脉来迟紧痛仍存（仲景云：下利脉迟紧，而痛未止者，当温之。得冷者，满而硬，肠垢）。

少阴膈上有寒饮（仲景云：少阴病，其人饮食入，则吐，心中温温欲吐，复不得吐，始得之，手足寒，脉弦迟，若膈上有寒饮，干哕者，切不可吐，当温之）。

或加呕利病难分，脉沉微涩如斯证，四逆理中汤可温（仲景云：少阴下利，脉微涩者，即呕，行者必数更衣，反少，当温之。又云：脉沉者，急当温之，宜以四逆汤。

仲景《玉函》云：诸温者，可与理中，四逆，附子汤，热药治之）。

第三十九证　发热歌

太阳发热恶寒慄，阳明身热汗自出，少阳发热多干呕，三阳发热证非一（仲景云：发热而恶寒者发于阳也，大抵三阳多发热。太阳证云啬啬恶寒，翕翕发热，故太阳发热，则恶寒慄也。阳明证云身热汗出，不恶寒，反恶热，故阳明发热，则自汗也。少阳证云头痛发热，胁下坚满，干呕，故少阳发热则呕）。

大抵寒多为易治，热多寒少因寒极（寒极生热，故热多者寒之极，寒多者病浅，故易治焉）。

解热大小柴胡汤，更看浅深为妙术（若发热无表证，当用大小柴胡汤，热浅者，宜小柴胡，热深者宜大柴胡，小柴胡解肌，大柴胡正下之也，当以外证内脉为之准）。

三阴初无发热证，唯有少阴两证实，脉沉发热属麻黄，里寒外热宜四逆（仲景云：少阴病始得之，反发热，脉反沉者，麻黄细辛附子汤主之。又云：少阴病，下利清谷，里寒外热，手足厥逆，通脉四逆汤主之）。

第四十证　潮热歌

潮热为实当与下，仲景之言可凭借（仲景云：潮热者实也，大法当宜下）。

更看脉息浮与沉，若但弦浮应未也（浮为在表，沉为在里，若但弦浮，有表证在者，未可下）。

恶寒脉浮表证在，与小柴胡汤勿下（仲景云：阳明病，有潮热，若汗出多而微恶寒，其热不潮，勿与承气汤）。

腹满不通小承气，但和胃气无多泻（仲景云：若腹满，而不大便者，可与小承气汤，微和其胃气，勿令大下）。

潮热之证有三说，皆属阳明小柴诀，一则潮热且吃噫，二则微热与溏泄（仲景云：阳明中风，脉弦浮大而短气，腹都满，胁下及心痛，久按之气不通，鼻干，不得汗。其人嗜卧，一身及目悉黄，小便难，有潮热，时时哕，宜与小柴胡汤主之。又云：阳明病发潮热，大便溏，小便自可，而胸胁满不去者，小柴胡汤主之）。

三则日晡发其时，发已微利增呕哕（哕，逆气也。仲景云：其人日晡而发潮热，若剧者，发则不知人）。

太阳亦有一证存，惟是结胸发潮热（仲景云：太阳重发其汗，而复下之，不大便五六日，舌上燥而渴，日晡时小有潮热，从心下至小腹，坚满而痛者，宜与大陷胸汤）。

第四十一证　往来寒热歌

阴阳相胜互争强，往来寒热亦何常，先寒后热为阴盛，先热后寒责在阳（阴阳交争，故往来寒热，阴气胜，故先寒后热，阳气胜，故先热后寒也）。

此疾大约有三证，大小柴胡姜桂汤，中风胸满不欲食，心烦喜呕小柴良（仲景云：中风往来寒热，胸胁苦满，默默不欲食，心烦喜呕者，属小柴胡汤）。

热结在里十余日，却是大柴胡克当（仲景云：伤寒十余日，热结在里，往来寒热者，宜大柴胡汤证）。

已汗复下胸胁满，柴胡姜桂保安康（仲景云：伤寒五六日，已汗而复下之，胸胁满，微结，小便不利，渴而不呕，但头汗出，往来寒热者，柴胡桂枝干姜汤主之）。

第四十二证　汗之而热不退歌

已汗复下脉加躁，不食狂言谩祈祷，此证谓之阴阳交，死候难医不可道（《素问》云：汗出而身复热，脉躁病不解，汗衰狂言，不能食，病名为何也，曰病名阴阳交也，此其人所以汗出者，皆生于谷，谷生于精，今邪气隐藏于骨肉之间，而得汗者，邪衰而精胜，则当食而不发热，热者邪气也，汗者胃气也，今汗出而狂言，不能食，邪盛也，死候可明矣）。

得汗脉静自然生，汗后复热命难保（得汗而脉静者生，躁者死）。

脉若浮数可再汗，沉实之时下为好（不得已须当汗，

245

下之，浮尚可汗，沉实，尚可下之）。

风温之候属葳蕤（风温，自汗而热，属葳蕤汤）。

虚烦竹叶汤为宝（虚烦，自汗出而热，不可下，宜竹叶汤）。

更看虚实治为宜，可细斟量休草草（淳于意诊齐中御府长信病，意称脉法热病阴阳交者死，今切之不交，并阴阳者，脉顺清而愈，其热强未尽，犹活也）。

第四十三证　下之而仍发热歌

病患脉微来又涩，误汗误下皆为失（脉微则气虚，脉涩则血少，二者不可汗下，既下而又汗，荣卫皆虚，故发热也）。

既汗亡阳斯恶寒，又下阴微还热极（阴虚者阳必凑之，既下则阴虚，故阳入阴分，所以内外皆热，《素问》云：阳虚则外热，阴虚则内热，故热极也）。

最忌阴阳皆已虚，热又不止病斯亟，更有劳复并食复，失于调治并将息（既下之后，必须身凉。今下之而复热者，不特汗下之误，亦有劳复食复二证。劳复，谓病后用力；食复，谓饮食过度，失于调治之所致）。

新瘥血气尚虚羸，劳复生热无气力（劳复，则无力而少气）。

脾胃尚弱食过多，食复发热还憎食（食复，则发热

246

呕吐，憎闻食臭矣）。

小柴枳实栀子汤，数者用之宜审的。

第四十四证　恶寒歌

恶寒发热在阳经，无热恶寒病发阴（仲景云：发热而恶寒者，病发于阳也，无热而恶寒者，病发于阴也）。

阳宜发汗麻黄辈，阴宜温药理中宁（发于阳，宜桂枝麻黄青龙辈，发于阴，宜四逆理中也）。

啬啬恶寒桂枝证（仲景云：啬啬恶寒，翕翕发热，桂枝汤证）。

汗后恶寒虚不任（汗后恶寒，虚也）。

脉微恶寒不可下，尚宜发汗莫令深（脉微，不可下，虽发汗，亦微发汗可也）。

亦有头汗恶寒者，柴胡加桂值千金（头有汗而恶寒者，仲景用小柴胡加桂汤）。

汗已恶寒心下痞，附子增加入泻心（仲景云：心下痞，而复恶寒，汗出者，附子泻心汤主之，方第十八）。

第四十五证　背恶寒歌

背阳腹阴各异位，阳弱恶寒多在背（《素问》云：背为阳，腹为阴，背恶寒者，阳弱也）。

一则三阳合病生（仲景云：三阳合病，额上生汗，背恶寒者，是其证）。

一则少阴寒在外（仲景云：少阴病，得之一二日，口中和，背恶寒者，当以灸，以附子汤主之）。

欲识阴阳病不同，口和不和各分发（仲景云：背恶寒，口不仁者，三阳合病也。又云：口中和，背恶寒者，少阴也）。

合病口燥并不仁，白虎抑阳是其对（仲景以白虎治背寒，抑退阳也）。

少阴口和须灸之，附子汤兼阴自退（解在上）。

第四十六证　厥歌

厥有冷厥有热厥，脉证当须仔细别，冷厥才病四肢冷，脉但沉微身不热（冷厥，初得病便觉四肢逆冷，脉沉而微，身不甚热也）。

足多挛卧并恶寒，引衣自覆仍不渴（仲景云：凡厥者，阴阳之气不相顺接，便为厥，厥者手足厥冷是也。故多足拘挛，外恶寒，引衣自覆不烦渴）。

热厥身热头且痛，三四日内厥方发，半日之间热复回，扬手掷足烦躁列（热厥与冷厥，本自不同。冷厥，才病便厥；热厥，必四五日内方发，半日之间热复来也，扬手掷足，心中烦躁）。

要之热深厥亦深，热微厥亦微相侵（仲景云：伤

248

寒一二日，至四五日厥者，必发热，前厥者后必热。
厥深，热亦深；厥微，热亦微；厥应下之，而发汗者
必口伤烂赤）。

血气不通手足冷，医人不识却疑阴，其脉沉伏而更滑，
头面有汗指甲温，急便下之安可慢，不然疑似祸相仍（沉
伏而滑，伏热在内也，四肢虽厥，指爪必温，皆阳实也，
急下之则愈）。

又有正汗来相逼，两手一手忽无脉，手足厥冷面不泽，
细辛甘草汤脱厄（朱肱云：忽然两手一手无脉，手足厥
冷者，恐是正汗来，故有此证，用细辛甘草汤以助其汗，
汗出则可愈）。

心下怔忪（怔忪惧貌，心动不定，惊也）厥有水，
脉紧厥时邪在里（仲景云：伤寒，厥，而心下悸，
先治其水，当与茯苓甘草汤以治厥，不尔，其水入
胃，必利。又云：病者手足冷，脉乍紧者，邪结在胸，
心下满而烦，即不能食，病在胸中，当吐之，宜用
瓜蒂散）。

发热七八日身冷，此名脏厥为难治（仲景云：伤寒
脉微而厥，至七八日，肤冷，其人不安，此为脏厥，非
蛔厥也。蛔厥者，其人当吐）。

第四十七证　结胸歌

病发于阳下之早，热气乘虚心懊憹（仲景云：病发

249

于阳，而反下之，热入因作结胸，所以成结胸者，下之早，故也）。

按之石硬头项强，此是结胸证分晓（仲景云：结胸者，头项亦强，如柔痓状，下之则和。又云：其脉浮紧，心下痛，按之如石坚）。

脉浮与大未可下，先汗后下无颠倒（仲景云：其脉浮大，不可下，下之则死）。

热毒上攻结在胸，枳实理中应恰好（大抵结胸未辨虚实，先与理中加枳实佳）。

大抵结胸有三说，大结小结并水结（有大结胸，有小结胸，有水结胸。仲景云：但结胸无大热者，此为水结在胸胁也，但头汗出者，大陷胸汤治）。

更有寒热二证存，热实寒实宜区别（仲景云：太阳病，从心下至小腹满，痛不可近者，大陷胸汤主之，此大结胸也。又云：小结胸，病正在心下按之痛，脉浮滑者，小陷胸汤主之，此小结胸也。又云：伤寒结胸，热实脉沉紧，心下痛，大陷胸汤主之，此热实者也。又云：寒实结胸，无热证者，三物小陷胸汤，白散亦可服，此寒实者也）。

此外有证名脏结，脉浮关小沉细绝（仲景云：饮食如故，时时下利，寸脉浮关小细沉紧，名曰脏结。舌上白苔，滑者，难治也）。

250

舌上滑苔不可医，痛引阴筋当死别（仲景云：病者胁下素有痞，而在脐旁，痛引小腹，入阴筋者，此名脏结，死也）。

结胸之状如痉病，从心至脐不可近（仲景云：结胸者项亦强，如柔痉状。又云：从心以下至脐，不可近，大陷胸汤主之）。

心中懊憹并躁烦，阳气内陷非虚靳（靳，固也。仲景云：膈内拒痛，胃中空虚，客气动膈，短气烦躁，心中懊憹，心下因硬，则为结胸也）。

第四十八证　痞歌

痛为结胸否为痞，关脉皆沉本同类（仲景《玉函》云：发于阴而反下之，因作痞。仲景伤寒论云：病发于阳，而反下之，热入，因作结胸。病发于阴而反汗之，因作痞。盖痛则为结胸，不痛则为痞，结胸与痞，寸脉浮，关脉皆沉）。

关上若浮且泻心（仲景云：心下痞，按之濡，其脉关上浮者，大黄黄连泻心汤主之）。

发渴烦躁五苓对（仲景云：心下痞，与泻心汤，其人渴而口烦躁，小便不利者，用五苓汤主之）。

桔梗枳实汤最佳，先与服之使行气（晋人治痞气，多作桔梗枳实汤，往往便瘥，以其下气故尔）。

下利雷鸣心下硬，甘草泻心汤可治（仲景论中，泻心汤加减有五证，皆为痞气而设也。但满而不痛者，宜半夏泻心汤；色黄手足温者，黄连泻心汤；恶寒汗出者，附子泻心汤；干呕食臭胁下有水气者，生姜泻心汤；雷鸣心下硬，心烦不得安者，甘草泻心汤也）。

第四十九证　发黄歌

寒湿在里不能散，热蓄脾中成此患，湿热宿谷更相搏，郁塞不消黄色绽（巢氏云：寒湿在里则热蓄于脾胃，腠理不开，瘀热与宿谷相搏，烦郁不得消则大小不通，故身体面目皆变黄色）。

头面有汗齐颈止，渴饮水浆曾莫间（仲景云：但头汗出余处无汗，齐颈而还，小便不利，身必发黄也）。

浮滑紧数脉来时，茵陈五苓皆可选（茵陈蒿、五苓散，皆可选用之）。

瘀血之证亦相类，大便必黑此其异，血证其间多发狂，要须辨别无乖戾（发黄与瘀血，其证相似，皆因瘀热在里故也。但发黄者，小便多不利；瘀血则小便利，小腹硬满，大便黑色。仲景云：太阳病六七日，表证仍在，脉微而沉，反不结胸，其人发狂者，以热在下焦，少腹当硬满，小便自利者，下血乃愈。所以然者，以太阳随经，瘀热在里故也。又云：小便自利，其人如狂者，血证谛也）。

白虎之证亦身热，大率异同难辨别，白虎不能遂发黄，盖为周身汗发越（白虎与发黄证亦相似，但白虎周身发汗，故不能黄，发黄证则余处无汗，齐颈而还）

更有中湿并中风，发黄大抵亦皆同，湿则熏黄身尽痛，目黄风中气难通（仲景云：湿家之为病，一身尽痛，发热，身色如熏黄，又有中风黄者，但目黄，气难通也）。

第五十证　发狂歌

发狂二证当别白，阳毒蓄血皆凭脉（发狂有二证，有阳毒发狂，有蓄血发狂）。

阳毒发狂多干呕，烦躁脉实并面赤（《难经》云：重阳者狂，重阴者癫）。

蓄血如狂脉沉微，但欲嗽水不咽入，小腹硬满小便利，不发寒热大便黑（仲景云：阳明病七八日，表证仍在，脉微而沉，反不结胸，其人发狂者，以热在下焦小腹当硬满，小便自利者，下血乃愈，所以然者，以太阳随经，瘀热在里故也，抵当汤主之）。

大抵当汗而不汗，热化为血如何散，血上蓄兮喜忘多，血下蓄兮还闷乱（《素问》云：血在上则忘，血在下则狂）。

更有火劫发狂时，桂枝救逆汤加减（仲景云：伤寒之脉浮，而医以火迫劫之，亡阳，惊狂，卧起不安，属桂枝去芍药，加蜀漆、牡蛎、龙骨，救逆汤治）。

第五十一证　发斑歌

温毒热病证两般，发斑隐疹满身间（仲景云：风气相搏，则为隐疹，身体为痒，痒者为泄风）。

温毒冬月冒寒气，至春始发在皮端（此证谓冬月冒寒，至春阳气盛，发于表肤者）。

热病表虚而里实，热毒不散锦纹斑，不可发汗重开泄，升麻汤辈可求安（巢氏云：热病在表，已发汗，未解，或吐下后，热毒瓦斯不散，烦躁，谵语，此为表虚里实，热气燥于外，故身体发斑如锦纹。凡发斑不可用发汗药，令疮重开泄，更增斑烂也，宜升麻元参汤。热毒乘虚入胃，胃烂，故发斑。其热微者，赤斑出，剧者黑斑出。赤斑出者五死一生，黑斑出者十死一生）。

第五十二证　发喘歌

伤寒喘急是其常，先论阳明及太阳，太阳无汗麻黄证（仲景云：太阳病头痛发热，身疼，腰痛骨节疼痛，恶风，无汗而喘者，麻黄汤主之。又一证，太阳病下之微喘者，表未解也，桂枝加浓朴杏子汤主之。又一证，下后不可更行桂枝汤，若汗出而喘无大热者，可与麻黄杏子甘草石膏汤）。

阳明潮热小承汤（仲景云：潮热短气，腹满而有潮热者，小承气汤主之）。

水停心下喘而咳，加减青龙必可当（仲景云：伤寒表不解，心下有水气，发热而咳，或渴或利，小腹满而喘者，小青龙汤）。

阴证喘时须喘急，反阴丹辈用为良（阴证喘与阳证异，其喘必急，宜用反阴丹主之）。

第五十三证　发渴歌

脉浮而渴太阳病，有汗而渴阳明证，渴而自利属少阴，三者不同须审订（仲景云发汗已，脉浮数烦渴者，五苓散主之。又云阳明病，汗出多而渴者，不可与猪苓汤，以其汗多，胃中燥，猪苓复利其小便故也。又云：少阴病，其人欲吐，复不得吐，而烦，但欲寐，五六日自利而渴者，属少阴。此三证，渴虽同其病则异也）。

自非大渴莫与水，小渴唯宜滋润尔，若令剧饮心下满，变成水结难调理（仲景云：太阳病，胃中干，燥烦不得眠，其人欲饮水，当稍饮之，胃中和，则愈）。

渴太阳，无汗休供白虎汤，汗后脉洪方可与，此证思之要审量（太阳病，须汗后渴，方可行白虎，亦须白虎加人参也。仲景云：伤寒脉浮发热无汗者，表未解，不可与白虎汤，渴者白虎加人参主之）。

渴阳明，有汗且休供五苓，小便不利汗仍少，脉浮而渴用为精（仲景云：阳明病，汗出多而渴者，不可与猪苓汤，以汗多胃中燥，猪苓复利其小便故也。

又云：若脉浮发热，渴欲饮水，小便不利，猪苓汤主之）。

阳毒躁盛黑奴用，中暑黄连丸酒蒸（黑奴丸，千金方也。酒蒸黄连丸，《活人书》方。二药虽非仲景之方，然治阳毒中暑，最为有效）。

第五十四证　吐血歌

诸阳受病蕴邪热，在表当汗汗不发（巢源方云：吐血者，皆由诸阳受邪热，初在表，应发汗，而汗不发，致使热毒入深，结于五脏，内有瘀积，故吐血也）。

热毒入深结在中，瘀血既停须吐血，轻者犀角地黄汤，重者抵当方能绝（小品犀角地黄汤，主伤寒及温病，应发汗而不发之，内瘀蓄血，及鼻衄吐血者，此汤主之，抵当汤治瘀血在内）。

大下寸口脉沉迟，吐血升麻安可缺（阳毒升麻汤。证云：阳毒二药，吐下之后，便成阳毒，或吐血下痢，其脉浮大数，面赤斑如锦纹，唾脓血者，此汤主之）。

第五十五证　衄血歌

太阳阳盛必须衄，衄已解时何幸福（巢氏云：脉浮紧发热，其身无汗自衄者愈，盖太阳病，有因衄血而便自解者）。

256

浮紧无汗系麻黄，脉浮自汗桂枝属，二者服之不中病，脉尚如前宜再服（仲景云：伤寒脉浮紧，不发汗，因致衄者，麻黄汤主之。故自汗脉浮者，宜桂枝也。麻黄桂枝正分表里，服之不中病尚宜再服，此《活人书》之意也。予谓此候不可不审察，细详仲景之书。又云：阳明病，口燥，但欲饮水不咽入者，此必衄，衄家不可攻其表，汗出额上陷，直视不能眠，不得眴。又云：亡血家，不可攻其表，汗出，则寒慄而振）。

衄后脉微血已虚，慎勿服之令病笃，且看犀角地黄汤，不止茅花须预速（若脉微血虚，则麻黄桂枝皆不可用也，短剧犀角地黄汤，《活人书》云：茅花汤皆可用）。

阴证本来无此候，少阴强发红来触，下厥上竭不可医，血流口鼻或耳目（仲景云：少阴病，但欲无汗，而强发之，则衄血，不知从何道出，或从口鼻耳目中出，是为下厥上竭，为难治）。

第五十六证　吃噫歌

胃虚为哕名吃噫（吃，声哑，语难也；噫，胸气饱，出息）。

多因吐下缘虚极（古人方书无吃字，惟有哕，朱肱以哕者吃气也）。

橘皮干姜退阴散，或灸乳下皆得力（灸法见《活人书》，并良方中）。

又有阳明小柴胡，视其前后部何如（仲景云：伤寒，哕而渴者，视其前后，知何部不利，利之则愈）。

因虚攻热必生哕，仲景言之岂妄欤（仲景云：其人本虚，攻其热必哕，哕火外切，又于月切，逆气也）。

更有一证欲作汗，阴阳升降致屯如，胃气上逆无休止，逡巡中汗自然除（庞安常说）。

第五十七证　谵语歌

实则谵语虚郑声，两般相似最难明（仲景云：实则谵语，虚则郑声，郑声者重语也。直视谵语而喘满者死，下利不止亦死矣）。

大小便利手足冷，更兼脉细是虚形（此郑声之证也）。

脉来洪数二便秘，谵语为因实得名，谵语证，本非一，或因下利或胃实（仲景云：下利而谵语为有燥屎，承气汤主之。又云：阳明病，其人多汗，津液外出，胃中燥，大便必坚，坚者谵语，承气汤主之）。

三阳合病或瘀血，或者热入于血室（仲景云：三阳合病，腹满身重，难以转侧，口中不仁。谵语又云：胁下满如结胸状，其人谵语，此皆热入血室）。

大抵发热阳脉生，反见阴脉斯为逆（谵语发热，见阳脉者生，见阴脉者死）。

第五十八证　烦躁歌

伤寒烦躁证如何，阳明证与少阴科，阳明脉长大便秘（仲景云：阳明脉长，自汗出，医复重发其汗，其人微烦不了了者，此大便坚也）。

伤风之候太阳多（仲景云：太阳病，服桂枝汤，烦不解者，宜刺风池风府，却与桂枝汤。又云：服桂枝汤，复大烦，渴不解，脉洪大者，白虎汤）。

阴盛阳虚亦烦躁，少阴之证莫令讹（大抵阴盛阳虚亦烦故，少阴证多烦躁，少阴肾也，肾恶燥，故热邪传入肾经，则烦躁宜矣。仲景云：少阴病恶寒而倦，则自烦，欲去其衣者可治。又云：自利烦躁不得眠者死）。

汗下而烦医者误（仲景云：伤寒吐下，发汗，虚烦，脉甚微，八九日心下坚痞，经脉动惕者，久而成萎）。

病解而烦气未和，更有虚烦宜竹叶，莫作伤寒致误佗（孙兆云：虚烦热疾，与伤寒相似。得病二三日，脉不浮不恶寒，身不疼痛，但热而烦，非表候，不可发汗。如脉不紧，实病，但热，或不烦，非里实，不可下。汗下必危损，但用竹叶汤主之，其病自然而愈也）。

第五十九证　懊憹歌

伤寒懊憹意忡忡，或实或虚病胃中，结胸下早阳内陷，阳明误下胃虚空（懊憹证有三，此一证，胃中因下空虚，而致也。仲景云：胃中空虚，客气动膈，短气烦躁，心中懊侬，阳气内陷，心下因硬，则为结胸。又云：阳明证，其脉浮紧，下之则胃中空虚，客气动膈，心中懊侬，舌上白苔者，栀子汤主之，若渴欲饮水者，白虎汤主之）。

客气动膈心中躁，栀子汤兼大陷胸（结胸，陷胸汤主之；白苔，栀子汤主之）。

胃中燥屎宜承气，腹满头坚不可攻（此一证，胃中下后有燥屎也。仲景云：阳明病，下之，心下懊侬微烦，胃中有燥屎者，可攻。其人腹微满，头硬，后溏者，不可下之，有燥屎者，宜承气汤主之）。

第六十证　怫郁歌

怫郁有虚亦有实，要须仔细明证脉（盖燥屎者实也，吐下者虚也）。

燥屎唯宜承气汤（仲景云：病者小便不利，大便乍难乍易，时有微热，怫郁不得卧，有燥屎故也，承气汤主之）。

吐下极虚胃寒疾（仲景云：伤寒大吐下后，极虚，复极汗者，其人外气怫郁，复与之水，以发其汗，因得哕。所以然者，胃中寒冷，故致此也）。

火熏汗出目须黄（仲景云：寸口脉阳浮阴濡而弱，医如火熏郁令汗出，客热因火而热发，怫郁蒸肌肤，身

260

目为黄）。

二阳并病面还赤（仲景云：二阳并病，太阳初得病时，先发其汗，汗先出不彻，因转属阳明，续自微汗出，设面色缘缘正赤者，阳气怫郁，当解之、熏之也）。

脉来洪大荣气长（仲景云：寸口脉洪而大者，荣气长，荣气长则阳盛，怫郁不得出声）。

随经医治何由失。

第六十一证　惊惕歌

伤寒何故生惊惕，吐下温针或火力（或因吐下，或因温针，或因火劫）。

下之谵语牡蛎汤（仲景云：伤寒八九日，下之，胸满烦惊，小便不利，谵语，一身尽痛，不可转侧者，柴胡牡蛎龙骨汤主之）。

妄用温针于理逆（仲景云：太阳伤寒，加温针必惊也）。

风温被火多瘛疭（仲景云：风温被火者，微发黄色，剧则如惊痫，时瘛疭，若火熏之，一逆尚引日，再逆促命期）。

阳明被火汗流出（仲景云：阳明病被火，额上微汗出，发热，汗出不恶寒，加温针者，必怵惕烦躁不得眠）。

脉浮火劫必亡阳（仲景云：伤寒脉浮，医以火迫，劫之亡阳，必惊狂卧起不安者，桂枝去芍药，加蜀漆，牡蛎龙骨救逆汤）。

三者不同同此疾，少阳中风耳无闻，吐下悸惊常惕惕（仲景云：少阳中风，两耳无所闻，目赤，胸中满而不烦，不可吐下，吐下则悸而惊）。

第六十二证　心悸歌

伤寒心悸有多端，大抵三阳不一般（仲景云：悸证有八九皆属三阳）。

太阳便利多饮水（仲景云：太阳病，小便利者，以饮水多，心下悸，小便少者，必苦，里急也）。

阳明烦呕小便难（仲景云：伤寒五六日，中风，往来多热，心下悸，小便不利，心烦喜呕者，小柴胡汤主之）。

少阳吐下仍虚悸（仲景云：少阳中风，两耳无所闻，目赤，胃中满而烦，不可吐下，吐下则悸而惊）。

误下烦时胃内干（仲景云：伤寒，其脉弦细，胁痛发热，此属少阳。少阳不可发汗，发汗则谵语，为属胃，胃和则愈，胃不和则烦而悸也）。

脉来结代炙甘草（仲景云：伤寒，脉结代，心动悸，炙甘草汤主之）。

小建中行三日间（仲景云：伤寒二三日，心中悸者，小建中汤)。

汗过自冒桂甘证，肉瞤真武定须安（此二证，自汗过而悸也。仲景云：发汗过多，其人又手自冒心，心下悸，欲得按者，桂枝甘草汤。又云：太阳病发汗，汗出不解，其人仍发热，心下悸，头眩身瞤动，振振欲擗地者，真武汤主之）。

第六十三证　冒闷歌

二阳并病必须冒，宜刺大椎当慎表（仲景云：太阳少阳并病，头痛或眩冒时，如结胸痞硬，当刺大椎第一间、肺俞、肝俞，慎不可发汗）。

下利面赤脉沉迟，汗出中心常郁懊（仲景云：下利脉沉迟，其人面少赤，身有微热，下利清谷者，必郁冒汗出）。

吐下汗后或动经（伤寒吐下后，发汗虚烦，脉甚微，八九日，心下痞硬，气上冲咽喉，郁冒，经脉动惕者，久而成痿）。

汲水灌身那得好（仲景云：荣卫中风，医为大热，解肌发汗，热不止，又汲水灌其身，慄慄振寒，则以重被覆之，故汗出而冒烦）。

汗下表里已先虚，汗出表和痉可保（仲景云：太阳病下之而愈，先复发汗，以此表里俱虚，其人必冒，冒

263

家汗出自愈，所以然者，汗出表和故也）。

第六十四证　干呕歌

阳明胃络从头走，气上逆行须便呕（呕者胃不和也，胃之络从头走足，今气上行而逆，故呕也）。

阳明多呕小柴胡（仲景云：伤寒五六日，中风，往来寒热，心烦喜呕，或胸中烦而不呕，小柴胡汤）。

胸中有热黄连候（仲景云：伤寒，胸中有热，胃中有邪气，腹中痛欲呕吐者，黄连汤主之）。

水停心下茯苓甘（发汗吐下后，心下逆，满者，茯苓甘草汤。又方，心下有水气，干呕者，小青龙汤主之）。

先呕后渴五苓救（仲景云：呕而渴者，五苓散主之）。

汗后余热竹叶汤（汗后虚烦呕逆者，竹叶汤或橘皮汤）。

烦虚栀子豉汤授（烦虚者，栀子豉汤主之。得吐勿服，余者呕而有脓者，不可治呕，脓尽乃愈）。

又有少阴呕证存，真武汤中加减否（仲景云：少阴病，二三日不已，至四五日，腹痛，小便不利，四肢沉重，疼痛而利，此为有水气。其人或咳，或小便自利，或下利，或呕者，玄武汤主之，论中有加减之法）。

第六十五证　吐逆歌

吐有冷热两证异，内脉外形当仔细（吐有胃冷，有胃热者，当以内脉外形辨之）。

烦渴脉数手心热，此是胃热之所致（孙尚药云：脉来数，手心热，烦渴者，胃热也，竹茹汤证）。

曾经汗下关脉迟，胃中虚冷理中治（肝脉迟，胃虚也，理中丸及汤主之）。

膈上寒痰四逆汤（仲景云：若膈上有寒，欲干呕者，不可吐，当温之，宜四逆汤）。

汗后虚烦竹叶已（汗后虚烦呕吐者，竹叶并橘皮汤证）。

少阴欲吐复不吐，必竟吐之当审记（仲景云：少阴病，其人饮食入，则心中温温欲吐，复不得吐，始得之，手足寒，脉弦迟，此胃中实也。不可下，当吐之）。

第六十六证　霍乱歌

呕吐而利名霍乱（仲景云：病有霍乱者，何也，答曰呕吐而利，此名霍乱）。

四肢逆冷诚斯患，寒多不饮理中丸，热多而渴五苓散（仲景云：霍乱而头痛发热，身体疼痛，热多，欲饮水，五苓散，寒多不饮水者，理中丸主之。又云：吐利汗出，发热恶寒，四肢拘急，手足厥，四逆汤主之）。

暑月忽然心撮痛，两脚转筋多冷汗，上吐下利并躁烦，水沉香薷煎数盏（暑月阴阳不和，清浊相干，食饮铁饱，伤于脾胃，而又取凉就冷，阴阳交错，变成吐利，三焦混乱，腹中撮痛，大渴而烦，两脚转筋者，当用香薷散主之）。

第六十七证　头疼歌

三阳往往病头疼，随证医治各异能（三阳经络上至于头，三阴至胸中而还，故三阳之邪至头，必头疼也）。

太阳身热麻黄证（仲景云：太阳病头疼发热，身疼，无汗而喘者，麻黄汤主之）。

无热阳明胃气蒸（仲景云：阳明病，手足若厥者，其人头必痛，若不呕不饮，手足不厥者，其头不痛）。

少阳受病脉弦细，小柴胡证自分明（仲景云：伤寒，其脉弦细，头痛发热，此为属少阳，少阳不可发汗，则谵语为属胃，胃和则愈，不和则烦而悸）。

三阴太少无头痛，为是厥阴之证形（三阴之中，太阴少阴无头痛，惟厥阴有也）。

非时忽有痛首疾，必是停痰湿气并（停痰湿气，亦令人头痛）。

第六十八证　胁痛歌

少阳胆经循胁过，邪入此证痛无那（那，音糯。仲景云：少阳经络，循胁贯耳，因邪在此，则胁痛而耳聋）。

心下坚满引胁痛，十枣医治定须可（仲景云：太阳中风，吐、下、呕，头痛，心下痞坚满，引胁下痛，表解里未和者，十枣汤主之）。

阳明坚满大便结，项强不食并潮热，因而转入少阳经，唯小柴胡汤紧切（仲景云：阳明病，不大便，胁下坚满，舌上有苔者，可与小柴胡汤。又云：项强胁下满者，可与小柴胡汤。又云：伤寒五六日，中风，往来寒热，胸胁苦满，默默不欲食，小柴胡汤主之。又云：阳明病不解，转入少阳，胁下坚满，干呕者，小柴胡汤主之）。

病患癖积贯脐旁，痛引阴筋名脏结（仲景云：病者，胁下痛，素有癖积，在脐旁痛，引小腹入阴筋者，名脏结）。

第六十九证　腹痛歌

腹痛有实亦有虚，要观证与脉何如，尺脉带弦并泄利，阳明虚建中须（仲景云：伤寒，阳脉涩，阴脉弦，法当腹中急痛，先与小建中汤）。

关脉若实大便秘，更加腹满实中居（仲景云：病患不大便，绕脐腹痛，烦躁，发作有时，为有燥屎）。

阴证腹痛四逆散（仲景云：少阴病，四逆，其人或咳或悸，小便不利，或腹中，泄利下重者，四逆散主之。又云：少阴病，下利清谷，里寒外热，脉微欲绝，脉不出，或腹痛，通脉四逆汤主之。又云：少阴病，二三日不已，至四五日，腹痛，小便不利，真武汤主之）。

下之腹痛桂枝祛（太阳病，医反下之，因腹满时痛，属太阴，桂枝加芍药汤主之。大实痛者，加大黄汤也）。

胃中有邪胸中热，呕吐黄连汤可除（仲景云：伤寒，胸中有热，胃中有邪气，腹中痛，欲呕吐者，黄连汤主之）。

第七十证　咽痛歌

咽痛阴阳各异宜，要须脉证两参之，脉浮而数吐脓血，此是阳毒之所为（伤寒，脉浮数而大，唾脓血，千金，外台有乌扇膏治之）。

脉沉兼细手足冷，或加吐利少阴兮（仲景云：少阴法当咽痛，而复吐冷）。

少阴阴阳脉俱紧，亡阳汗出要医治（仲景云：其脉，阴阳俱紧，而反汗出，必亡阳，病属少阴）。

又有伏气之为病，非常寒冷着人肌，咽喉先痛次下利，作肾伤寒方可医（仲景云：伏气之病，以意候之，今月之内，欲有伏气，假令旧有伏气，当须脉之，若脉微弱者，当喉中痛，似伤寒，非喉痹也，病患云：实喉中痛虽尔，今复欲下利）。

第七十一证　咳嗽歌

咳嗽三经要辨明，太阳阳明与少阴，太阳停水青龙候（仲景小青龙二证，皆云心下有水气，干呕发热而咳者，

268

小青龙汤主之。又云：心下有水气，咳而微喘者，小青龙汤）。

小柴治咳值千金（仲景云：中风七八日，心下悸，小便不利，身有微热，或咳者，小柴胡汤主之）。

阳明能食咽必痛，咳时头痛定难禁（仲景《金匮》云：冬阳明，但头眩不恶寒，故能食而咳者，其人咽必痛，不咳者，咽不痛。又云：冬阳明，反无汗，小便利，二三日，呕而咳手足厥者，其人头必痛，若不呕不咳，手足不厥者，头不痛）。

少阴烦渴猪苓治，泄利须还四逆灵（仲景云：少阴病，下利，六七日，咳而呕渴，心烦不得眠者，猪苓汤主之。又云：少阴四逆，其人或咳，小便不利，腹中痛泄利者，四逆汤）。

忽然水气因生咳，真武汤功效最深（仲景云：少阴病二三日不已，至四五日，腹痛，小便不利，四肢沉重，疼痛而利，此为有水气，其人或咳，或小便自利，或下利，或呕，玄武汤主之）。

第七十二证　　遗尿歌

风温被下必失溲，鼾睡难言自汗流（仲景云：风温为病，脉阴阳俱浮，自汗出，身重，多眠睡，鼻息必鼾，语言难出，若被下者，小便不利，直视失溲）。

三阳合病身体重，不觉遗尿也可忧（仲景云：三阳合病，腹满身重，难以转侧，口不仁，面垢，谵语，遗尿，发汗则谵语，下之则额上生汗，手足厥冷，自汗宜白虎汤主之）。

下焦不归亦遗溺，三者根据方病可瘳（仲景云：下焦不归其部，则遗溲巳上三证，随证治之可愈）。

忽然直视并狂语，肾绝如何得久留（仲景云：溲便遗失，狂言，反目直视者，此为肾绝也）。

第七十三证　腹满歌

太阴腹满必时痛（仲景云：太阴之为病，腹满吐食不下，下之甚，腹满时痛）。

合病腹满身体重（仲景云：三阳合病，腹满身重，难以转侧）。

阳明腹满口苦干，微喘小柴胡可用（仲景云：阳明中风，口苦咽干，腹满微喘，发热，脉浮而紧，下之，则腹满而小便难也）。

谷疸之时且调胃（仲景云：阳明病，脉迟欲成谷疸，下之则腹满）。

潮热更兼便不利，勿令大下使之虚，微和胃腑宜承气（仲景云：阳明脉迟，腹满而喘，有潮热，小承气汤主之。又云：腹大满而不大便者，小承气，微和其胃气，

270

勿令大下）。

下后心烦而腹满，栀子浓朴汤宜尔（仲景云：伤寒下后，心烦腹满，卧起不安者，栀子浓朴汤）。

汗后浓朴最为佳（仲景云：发汗后腹胀者，浓朴五物汤）。

吐后小承当审谛（仲景云：伤寒吐后腹满者，小承气汤主之，此一证当仔细辨之）。

太阴桂枝芍药汤，大实大黄汤可治（仲景云：太阳病，医反下之，因腹满时痛属太阴，桂枝芍药汤，大实痛，则用大黄汤主之）。

第七十四证　蛔厥歌

胃冷仍加发汗重，因成蛔厥吐长虫，病源本属厥阴证，宜用乌梅与理中（仲景云：蛔厥者，其人当吐，今病者静而复时烦，此为脏寒。蛔上入其膈，故须臾得止，得食而呕，又烦者，蛔闻食臭必出，其人当自吐蛔，乌梅丸理中丸主之）。

第七十五证　自汗歌

伤寒自汗证有九，卫不和兮桂枝候（仲景云：病患脏无他病，时发热，自汗出而不愈者，此卫气不和也。先其时发汗则愈，宜桂枝汤）。

271

风温风湿及伤风（仲景云：风温为病，脉阴阳俱浮，自汗出，身重多眠睡，此风温自汗也。仲景云：湿家之为病，其人头汗出，背强，欲得覆被向火。又云：额上汗出，微喘，此风湿自汗也。仲景云：太阳中风，阴弱者汗自出，此伤风自汗也）。

中暑亡阳柔痓有（仲景云：太阳中暍者，其人汗出，恶寒，身热而渴，此中暑自汗也。仲景云：伤寒自汗出，小便数，心烦微恶寒，脚挛急，桂枝加附子人参，其间增桂，令汗出，附子温经亡阳故也。又云：脉阴阳俱紧，而反汗出，为亡阳，属少阴，此亡阳自汗也。仲景云：太阳病，发热汗出，不恶寒，名曰柔痓，此柔痓自汗出）。

霍乱下利四肢逆（仲景云：霍乱吐利，汗出发热，恶寒，四肢拘急，手足厥冷，四逆汤主之）。

阳明多汗津液漏（仲景云：阳明病，阳脉微而汗出少者，为自和，汗多者太过，太过者阳积于内，亡津液，大便因坚也）。

少阴无汗或有之，额上手背时时透（仲景云：阴不得有汗，故知非少阴也，少阴有汗，但额上手背有耳。宋迪《伤寒阴证诀》云：阴病，额上手背皆有冷汗，三二日中尚可行）。

随证治疗莫令差，更看病形深体究。

第七十六证　头汗歌

病患里虚而表实，玄府不开腠理密，无能作汗润皮肤，阳气上行头上出，津液既竭五内干，误下重虚成大疾（病患表实，玄府不开，汗不能决于周身，故上腾而发于颈额也，汗既出多，五脏津液寡少，又重责之以汗，必成大疾）。

头有汗兮多涂径，剂颈而还发黄病（仲景云：若不结胸，但头汗出，余处无汗，剂颈而还，小便不利，多必发黄）。

往来寒热表未解（仲景云：伤寒五六日，其人已发汗，而复下之，胸胁微满硬，小便不利，渴而不呕，但头汗出，往来寒热而烦，此为未解，小柴胡汤桂枝汤）。

手足冷时非阴证（仲景云：伤寒七八日，头汗出，微恶寒，手足冷，心下满，口不欲食，大便坚，其脉细，此为阳微结，有表复有里也，脉虽沉紧，不得为少阴，所以然者，阴不得有汗，今头汗出，故知非少阴也，可与小柴胡汤）。

肝乘肺部刺期门（仲景云：伤寒，发热，啬啬恶寒，其人大渴欲饮酢浆，其腹必满，身自汗出，小便利，其病欲解，此肝乘肺，名曰横，当刺期门，期门穴在乳下）。

心中懊憹栀子应（仲景云：阳明病，下之，其外有热，

273

手足温不结胸，心中懊恼，若饥不能食，但头有汗出者，宜用栀子汤主之）。

膈间坚满茯苓汤，六者看详宜审订。

第七十七证　欲得汗歌

阳加于阴有汗期，过关之脉要须知（《素问》云：阳加于阴，谓之有汗，俗谓过关之脉也）。

有时两手忽无脉，恰似重阴欲雨时（有时一手无脉，或两手无脉者，有汗证也）。

病患本虚必发颤，不虚得汗颤何为，不颤不汗自然解，阳阴和顺更何疑，先曾吐下并亡血，内无津液故如斯（仲景云：病有战而汗出，因得解者，何也？答曰：脉浮而紧，按之反芤，此为本虚，故当战而汗出也。若脉浮而数，按之不芤，此人本不虚。若欲自解，但汗出耳，不发战也。病有不战，不汗出而解者，何也？答曰：其脉自微，此以当发汗，若吐若下，若亡血，内无津液，此阴阳自和，必自愈）。

止爱濈濈周身润，来时最忌水淋漓（凡得汗欲令手足皆周，漐漐一时益佳，但不欲流离）。

汗出如油是恶证，忽加喘急病倾危（仲景云：汗出如油喘而不休，此为命绝也）。

停痰癥癖皆隔汗，先须荡涤要医治（伤寒最怕先有

274

宿患，如痰饮癖块，皆能隔汗，不能得，先开达管道，经络通为佳）。

水升火降阴阳合，大汗来时命得回（肾水升，心火降，坎离得交，阴阳合和，必大汗至矣）。

第七十八证　舌上苔歌

阴阳俱紧鼻出涕，舌上苔滑勿妄治，蜷卧恶寒多呕痰，腹内痛者须成利（仲景云：脉阴阳俱紧，口中气出，唇口干燥，蜷卧足冷，鼻中涕出，舌上苔滑，勿妄治也。至七八日以来，其人微发热，手足温者，此为欲解，或到七八日以上，反大热者，此为难治。设使恶寒者，必欲呕也，腹内痛者，必欲利也）。

阳明湿痹并脏结，色白苔滑多在舌（二证见下文）。

脏结无阳不可攻（仲景云：脏结者无阳证，不往来寒热，其人反静，舌上滑苔者，不可攻）。

湿痹丹田应有热（仲景云：湿痹之候，舌上有苔者，以丹田有热，胸中有寒，湿痹中湿也）。

阳明懊憹胁下坚，栀子柴胡不徒设（阳明有二证，仲景云：阳明，心中懊憹，舌上苔者，栀子汤主之。又云：阳明病，胁下坚满，不大便而呕，舌上苔者，可与柴胡汤，上焦得通，津液得下，胃气因和，身濈然汗出则解）。

第七十九证　下脓血歌

伤寒表实里还虚，热气乘虚肠里居，下利脓血赤黄汁，或如鱼脑状难拘（病源，伤寒病，苦表实里虚，热气乘虚入于肠胃，则下赤黄汁，若湿毒瓦斯盛，则腹痛壮热，下脓血如鱼脑或如烂肉汁）。

太阳下之脉浮滑，定知便血色殷如（仲景云：太阳下之，其脉浮而滑者，必下血）。

阳明下血而谵语，热入血室病难除（仲景云：阳明病下血而谵语者，必为热入血室，头汗出者，当刺期门，随其实而泻之，濈濈然汗出则愈）。

少阴脓血桃花证，不尔刺之邪可祛（仲景云：少阴下利，便脓血者，桃花汤主之。又云：少阴病下利，便脓血者可刺）。

下利脉浮尺中涩，或者发厥热如初，二证皆围脓血利，悉见长沙仲景书（仲景云：一证伤寒发热四日厥，反三四日复热，四日厥少热多，其病当愈，四日至六日热不除，必清脓血。又一证云：下利脉又浮数，尺中自涩，其人必圊脓血）。

第八十证　昼夜偏剧歌

卫气循环不暂停，昼则行阳夜在阴，卫独留阳阳蹻盛，阳盛阴虚夜不宁，忽若留阴阴蹻满，阴满阳虚昼却争（《黄帝针经》云：卫气者，昼日行于阳，夜行于阴，卫气不得入于阴，常留于阳，留于阳则阳气满，满则阳跷盛而不得入于阴，阴气虚则夜不得宁也，卫气留于阴，不得行于阳，留于阴，则阴盛，阴盛则阴跷满，不得入于阳，阳气虚，故昼则争而不安）。

暮谵昼了阴虚证，昼躁阳虚夜气清（仲景云：妇人伤寒发热，经水适来，昼则明了，暮则谵语，为热入血室。又云：下之后，复发汗，昼则烦躁不得眠，夜而安静，不呕不渴，无表里证，脉沉微身无大热者，干姜附子汤主之。热入血室，以阴虚而邪入之也，故暮谵昼了，下而复汗，以亡阳而卫在阴也，故昼躁夜静）。

要须调卫各归分，二气谐和可渐平。

第八十一证　循衣摸空歌

伤寒吐下仍不解，大便不利潮热在。循衣摸床惕不安，独语犹如见鬼怪。微喘直视不识人，谵语狂言还可骇。大承服后脉弦生，忽若涩兮死何悔（仲景云：伤寒吐下后，未解，不大便，五六日，至十余日，其人日晡所发潮热，不恶寒，如见鬼神。状若剧者，发则不识人，循衣妄撮床惕不安，微喘直视，脉弦者生，涩者莫不死。仲景云：太阳中风以火劫之，两阳相熏灼，其身发黄，鼻衄血，循衣摸床，小便利者，可治。华佗云：病患循衣缝，不可治）。

第八十二证　筋惕肉瞤歌

病患肉瞤并筋惕，汗过经虚真武敌（仲景云：大青龙汤证云若脉微弱，汗出恶风者，不可服之，服之则厥逆，筋惕肉瞤，此为逆也。又云：太阳病发汗，汗出不解，其人仍发热，心下悸，头眩，身瞤动，振振欲擗地者，真武汤主之）。

不然邪入大经中，状如瘈疭惊痫疾，发汗动经身振摇，宜用茯苓桂枝术（仲景云：伤寒若吐下后，心下逆满，气上冲胸，起则头眩脉沉紧，发汗则动经，身为振摇者，茯苓桂枝白术甘草汤。又云：伤寒吐下后，汗虚，脉微，眩经脉动惕者，久而成痿）。

动气在左误下之，忽尔肉瞤最为逆（仲景云：动气在左，不可发汗，发汗则头眩，汗不止，怵惕肉瞤）。

第八十三证　口燥咽干歌

脾中有热胃干枯，口燥咽干津液无，阳明白虎加参证，少阳口苦小柴胡（仲景云：阳明病，脉浮紧，咽干，口苦，口干舌燥者，白虎汤。又云：少阳之为病，口苦咽干目眩者，宜小柴胡汤）。

咽干慎不可发汗，发汗无津气愈虚（仲景云：咽喉干燥不可发汗）。

少阴口燥急须下，肾经少水致焚如（仲景云：少阴病，得之二三日，口燥咽干，急下之，宜服承气汤。又云：少阴病二三日，咽痛者，与甘草汤，不瘥，与桔梗汤，此证切宜审用之)。

虫蚀上部声嗄惑，咽干蚀脏下名狐 (仲景云：狐惑之病，虫蚀上下部，蚀上部则声嗄，蚀下部则咽干)。

第八十四证　伤寒似疟歌

伤寒似疟三证详，血室阳明及太阳 (谓妇人热入血室，及阳明太阳证也)。

太阳汗出脉洪大，桂枝各半合麻黄 (仲景云：太阳病八九日，如疟状，热多寒少，清便自可，宜桂枝麻黄各半汤)。

阳明忽尔还如疟，不呕清便热复凉，脉若虚浮桂枝稳，小承气脉实相当 (仲景云：病者烦热，汗出即解，复如疟状，日晡所发者，属阳明，脉实者当下之，脉浮虚者，当发其汗，下宜承气汤，发汗宜桂枝汤)。

妇人热入血凝结，柴胡加入地黄汤 (仲景云：妇人中风，七八日，寒热往来，经水适断，血结，如疟状，宜小柴胡主之)。

第八十五证　邪中三焦歌

寸口阴阳脉俱紧，上下二焦皆受病 (仲景云：寸口脉，阴阳俱紧者，当邪中于上焦，浊邪于下焦)。

清邪中上洁为名，浊邪中下浑斯应（仲景云：清邪中上，名曰洁，浊邪中下名曰浑也）。

阴中于邪必内慄，足膝逆冷便溺出（又云阴中于邪，必内慄也。又云：浊邪中下，阴气为慄，足膝逆冷，便溺妄出也）。

阳中于邪项必强，发热头疼颈挛屈（阳中于邪，必发热头痛，项强颈挛，腰痛胫酸也）。

皆因雾露气为伤，随证治之宜审的。

第八十六证　多眠歌

多眠四证病形殊，风温狐惑及柴胡，更有少阴同共四，当观形与证何如，风温身热常自汗（仲景云：风温脉，阴阳俱浮，自汗，身重多眠，鼻息必鼾）。

小柴胁满项强拘（仲景云：阳明中风，脉弦浮大，而短气，腹都满，胁下及心痛，其人嗜卧，一身及目悉黄，小便难，有潮热，宜小柴胡汤）。

少阴自利但欲寐（仲景云：少阴病，但欲寐，六经中此一经最难辨难治，要在审详，然证辨亦有不寐者，仲景云：少阴病，其人欲吐不吐而烦，但欲寐，五六日自利而渴者，属少阴，仲景不论方。又云：少阴脉微细沉，但欲卧，汗出不烦，自欲吐，五六日自利，烦躁不得卧寐者死。又云：心中烦而不得卧者，黄连阿胶汤）。

狐惑多眠非一途（仲景云：狐惑证，嘿嘿但欲卧，目瞑不得眠，泻心苦参汤主之，又玉函一证云：三阳合病，脉浮大，上关上但欲寐，目合则汗）。

第八十七证　不得眠歌

伤寒何事不得眠，汗过胃中干燥烦（仲景云：太阳病发汗，若大汗出，胃中干，燥烦不得眠，其人欲饮水，当稍饮之，荣卫和则愈矣）。

或因吐下虚烦致（仲景云：发汗吐下后，虚烦不得眠，若剧者，必反复颠倒，心中懊憹，栀子豉汤主之）。

或因大热语言颠（阳毒热病，皆不得眠）。

小便不利正发渴，心烦少气苦孜煎，忽若水停心下满，但与猪苓可保全（仲景云：胃中干燥，不得眠者，猪苓汤）。

伤寒瘥后热尚在，阴未复时阳使然（《病源》云：卫气昼行于阳，夜行于阴，阴主夜，夜主卧，谓阳气尽，阴气盛，则目瞑矣，今热气未散，与诸平并，所以阳独盛，阴偏虚。虽复病后仍不得眠者，阴气未复于本，故也，《外台》有肘后乌梅汤）。

第八十八证　小便不利歌

胃中干则无小便，慎勿利之强使然（《病源》云：伤寒发汗后，而汗出不止，津液少，胃中干，小肠有伏热，故小便不通也，故不可强利之）。

下焦有热不通泄，量病浮沉用药宜（下焦有热者，可宣导之也）。

咳而有水青龙候（仲景云：伤寒表不解，心下有水气，干呕发热而咳，或小便不利，小腹满或喘者，小青龙汤主之）。

项强无汗桂枝痉（仲景云：服桂枝汤，或下之，仍头项强痛，翕翕发热，无汗，心下满，胀痛，小便不利者，桂枝去桂加茯苓白术汤）。

大抵中湿发黄者，先利小便当使快（大抵中湿发黄，先利小便使快。仲景云：中湿之为候，其人小便不利，大便反快，但当利其小便。仲景论风湿证云：若被下者，小便不利。又云：伤寒身色如金黄，如橘子色，小便利，腹微满者，茵陈蒿汤主之）。

阳明汗多津液无，却以小便利为戒（仲景云：阳明病，汗出多而渴者，不可与猪苓汤，以汗多，胃中燥猪苓复利其小便也）。

阳若凑之阴分虚，小便难出热中居（《素问》云：阴虚者，阳必凑之，阳入阴分，则膀胱热，而小便难）。

漏风不止桂加附（仲景云：太阳病发汗，遂漏风不止，恶风，小便难，四肢急，桂枝加附子汤主之）。

阳明风中小柴胡。

第八十九证　小便自利歌

太阳下焦有热秘，小腹必满便不利，小便不利反自利，此是抵当血证谛（大抵热在下焦，小腹必胀满，小便不利，今反利者，有瘀血也。仲景云：伤寒有热，而小腹满，应小便不利，今反利者，此为血证，当下之，宜抵当丸。又云：太阳病身黄，其脉沉结，小腹坚，小便不利，为无血，小便自利，其人如狂者，血证谛也，宜抵当汤）。

阳明自汗小便结，忽若利时津液竭，屎虽坚硬不可攻，蜜兑用之斯要诀（仲景云：阳明病，汗出，若发其汗，小便自利，此为津液内竭，屎虽坚不可攻之，宜用蜜兑导之，使通，或土瓜根，猪胆汁，皆可以导之也）。

又问小便何故数，肾与膀胱虚热作，虚则故令小便频，热则迟涩相击搏（虚中有热，小便故难频，并必迟涩也）。

自汗不可服桂枝（仲景云：伤寒脉浮自汗出，小便数，心烦，微恶寒，脚挛急，服桂枝，得之便厥作，甘草干姜汤主之）。

跌阳浮涩是脾约（仲景云：跌阳脉浮而涩，浮则胃气强，涩则小便数，浮涩相搏，大便必硬，其脾为约，麻仁丸主之）。

胃中不和谵语时，调胃承气宜斟酌（仲景云：伤寒脉浮，自汗，小便数，若胃中不和，谵语者，少少与调胃承气汤）。

第九十证　大便不利歌

大便坚硬或不通，柴胡承气可收功（大柴胡汤、大小承气皆要药也）。

亦有不可攻击者，歌在前篇里证中（前篇里证歌有不可下者）。

寒则溏热则垢，可见阴阳虚实候，岁火不及大寒行，民病鹜溏肠胃吼（《素问》云：岁火不及，寒乃大行，民病鹜溏者，鸭溏也）。

第九十一证　大便下利歌

伤寒下利多种数，要识阴阳勿差互，三阳利时身必热，三阴但温无热具（三阳下利，身热，三阴下利，但温而不热，此其大概也）。

合病自利葛根汤，或用黄芩无致误（仲景云：太阳阳明合病，必自利，葛根汤主之，桂枝证医反下之，利不止者，葛根黄芩黄连汤）。

自利不渴属太阴，少阴必渴肾虚故（仲景云：自利不渴属太阴，其脏有寒故也，当温之，宜四逆辈。又云：自利而渴者，属少阴虚，故引水自救也）。

外审证，内凭脉，内外并观斯两得，脉大由来却是虚，脉滑而数有宿食（《脉经》云：大则为虚。仲景云：滑而数者，有宿食也）。

协热而利脐下热（仲景云：太阳证，外证未除，而数下之，遂协热而利，利下不止，心下痞硬，表里未解者，桂枝人参汤。朱肱云：协热利，脐下必热也）。

谵语而利燥屎结（仲景云：下利而谵语者，为有燥屎也，属承气汤）。

少阴心痛口燥烦，却与利之斯要诀（仲景云：少阴病，下利，清水，色青者心下必痛，口干燥者可下之，宜大柴胡汤，六经中惟少阴病难治，有补泻之法，不可不审也）。

第九十二证　狐惑证歌

虫蚀下部名曰狐，虫蚀上部名曰惑，狐则咽干惑声嗄，伤寒变坏成斯疾，面目乍赤乍白黑，但欲睡眠昏默默，更有匿虫蚀肛外，舌上尽白齿无色（仲景云：狐惑之病，其气如伤寒，嘿嘿但欲卧，目瞑不得眠，起则不安，食于喉咽者为惑，食于阴者为狐。狐惑之病，并恶饮食，不欲闻食臭，其面乍赤、乍黑、乍白。蚀于上部，其声嗄，蚀于下部其咽干。蚀上部者，泻心汤主之；蚀下部者，苦参汤淹洗之；蚀肛外者，烧用雄黄熏之）。

上唇有疮蚀其脏，下唇疮甚连肛食（须频看上下唇有无疮，有疮则杀人紧急者也）。

多因下利而得之，此证杀人为最急。

第九十三证　百合歌

百脉一宗皆病形，无复经络最难明（巢氏云：伤寒百合病者，谓无经络，百脉一宗，悉致病也，皆因伤寒虚劳，大病之后，不平复而变成斯病也）。

欲卧又却不得卧，欲行还复不能行，饮食有美有不美，虽如强健步难胜，如有寒，复无寒，如有热，复无热，口苦小便还赤结，药才入口即吐利，如有神灵来作孽，病后虚劳多变成，百合地黄汤可啜（巢氏云：其状意欲食复不得食，常默，欲卧复不得卧，欲出行而复不能行，饮食或有美时，或有不美时，或如强健人，而欲卧复不得卧。如有寒复如无寒，如有热复如无热，至朝口苦，小便赤黄，百合之病，诸药不能疗，得药则剧而吐，如有神灵所加也。身形如和，其人脉微软，每尿辄头痛，其病六十日乃愈，若尿时不头痛，浙浙然如寒者，四十日愈，若尿时快然但眩者，二十日愈也）。

第九十四证　辨伤寒疫气不同歌

春气温和夏暑热，秋气凄凉冬凛冽，四时正气自调均，不犯寒邪无病孽，冬时寒凛欲周密，君子深藏宜入室，中而即病曰伤寒，触冒寒邪成此疾，毒气若深不即病，至春与夏邪方出，春为温病夏为暑，变态无端证非一（以上论伤寒也。仲景云：春为温和，夏为暑热，秋气清凉，

286

冬气冷冽，此则四时正气之序也。冬时严寒，万类深藏，君子周密，则不伤于寒，触冒之者乃名伤寒耳，其伤于四时之气，皆能为病，以伤寒为最者，以其最成杀厉之气也，中而即病者，名曰伤寒。不即病者寒毒藏于肌肤，至春变为温病，至夏变为暑病，暑病热极，重于温也。是以辛苦之人，春夏多温热病者，皆由冬时触冒所致，非时行之气）。

若乃时行自不同，盖是不时之气失，春时应暖反大寒，夏时应热却寒慄，秋气清凉大热来，冬时寒时似春日，少长一般病相似，此是时行号温疫，欲知正气与天行，要在潜心占斗历（以上论行时疫气。仲景云：凡时行者，春时应暖而反大寒，夏时应热而反大凉，秋气应凉而大热，冬时应寒而反大温，此非时有其气，是一岁之中，长幼之病相似者，此时行之气也，夫欲候知四时正气为病及时行疫气之法者，当按斗历占之）。

第九十五证　妇人伤寒歌

妇人此疾当区别，身重身轻不同列，产前身重且安胎，产后血虚先补血（产前安胎，产后补血，此大法也）。

水火相刑浸自伤，荣卫不和多阻节，平居水常养于木，水木相资血通彻（伤寒，男子先调气，妇人先调血，血室不蓄，则一气谐和，血室凝结，水火相刑，五行相克以生，相扶以出，平居之日，水常养于木，

287

水木相生，则荣养血室，血室不蓄，则脾无蕴积，无蕴积则刚燥不生）。

左关浮紧汗为宜，正恐室中成血结（妇人左关浮紧，不可下，当发其汗，以救血室，荣卫得和，津液自通，浃然汗出而解也）。

血室不蓄脾无蕴，刚燥不生免邪热（血蓄则刚燥生，仲景所谓无犯胃气，及上二焦者也）。

产后多生三种病，大便坚秘难通泄，郁冒仍兼自汗多，皆是血虚津液竭（妇人产后有三种病，大便秘，郁冒，自汗，皆是血虚所致也）。

血虚而厥厥必冒，冒家解时汗流浃，津液既少大便难，孤阳上出恐阴绝（三病皆血少阴虚，孤阳独行所致也，当补阴抑阳）。

唯有柴胡四物汤，庶可调和使安悦。

第九十六证 妇人热入血室歌

妇人中风七八日，身热续续发寒慄。经水适来或适断，热随阴血居其室。昼则明了暮谵语，状如见鬼如疟疾。无犯胃气及二焦，小柴胡证尤为的。更刺期门以泻肝，邪去自然保安吉。切须急疗莫迟迟，变证来时恐无及（仲景云：妇人中风，发热恶寒，经水适来，得之七八日，热除后，遍身凉，胸膈苦满，如结胸状，谵语者，此为

288

热入血室也，当刺期门穴，随其虚实而取之。又云：妇人中风七八日，续得寒热，发作有时，经水适断者，此为热入血室。其血必结，故使如疟状，发作有时，小柴胡汤主之。又云：妇人伤寒，发狂，经水适来，昼则明了，暮则谵语，如见鬼状者，此为热入血室，无犯胃气，及上二焦，自愈）。

第九十七证　　伤寒瘥后病歌

伤寒瘥后还喜唾，胸里有寒实无那，此候唯宜服理中，胃暖病治痰自破（仲景云：大病已后，其人喜唾，久久不了，胸上有寒当温之，宜理中丸主之）。

劳复枳实栀子汤，发热小柴胡亦可（仲景云：大病已后，劳复，枳实栀子汤主之。又云：伤寒瘥后发热，小柴胡汤主之）。

腰下水气牡蛎散（仲景云：大病已后，腰下有水气者，宜用牡蛎散主之也）。

日暮微烦脾不磨，要须损谷自然安，甘节吉兮必无祸（仲景云：病患脉已解，日暮微烦者，以病新瘥。强与谷，食不消也，损谷则愈。周易节卦，九五，甘节吉，往有尚，象曰甘节之吉居位中也）。

第九十八证　　伤寒五脏死绝歌

水浆不下汗如油，形体不仁喘不休。此为命绝终难治，更看何脏绝中求。汗出发润为肺绝，唇吻反青肝绝忧。脾绝口黑并黄色，肾绝便失与遗溲。心绝身似烟熏黑，更兼直视与摇头。五脏皆绝无可疗，纵逢和缓亦难瘳（仲景云：脉浮而洪，身汗如油，喘而不休，水浆不下，形体不仁，乍静乍乱，此为命绝也。又未知何脏，先受其灾，若汗出发润，喘而不休者，此肺先绝也。阳反独留，形体如烟熏，直视摇头，此心绝也。唇吻反青，四肢絷习者，此肝先绝也。环口黧黑，柔汗发黄，此脾绝也。溲便遗失，狂言，反目直视，此为肾绝也）。

第九十九证　　伤寒死脉歌

伤寒死脉定难痊，阳病见阴端可怜（仲景云：阳病见阴脉者死）。

上气脉散为形损，耳聋浮涩命难全（仲景云：伤寒，咳逆上气，其脉散者死，谓其形损，故也。扁鹊云：病若耳聋，脉反浮大而涩者，死也）。

谵言身热宜洪大，沉细而微寿不延。腹大泄利当微细，紧大而滑归下泉。吐衄若得沉细吉，浮大而牢叹逝川（扁鹊云：病若谵言妄语，身当有热，脉当洪大，而反手足厥逆，脉沉细而微者死，病若大腹泄，脉当微细而涩，反得紧大而滑者死，病若吐血复鼽衄血者，脉当沉细，而反浮大而牢者，死也）。

阴阳俱虚热不止，乍疏乍数命归天（仲景云：阴阳俱虚，热不止者死，脉至乍数乍疏者死）。

如屋漏，如雀啄，来如弹石去解索（经云：脉如屋漏，如雀啄者死，脉来如弹石，去如解索者死。弹石者，辟辟急也，解索者，动数而随散乱，无复以绪者也）。

虾游鱼翔脉证乖，转豆偃刀形候恶（经云：病患脉如虾之游，如鱼之翔者死，脉如转豆者死，如偃刀者死）。

下不至关阳气绝，上不至关阴气铄（经云：寸脉下不至关为阳绝，尺脉上不至关为阴绝，皆死不治）。

代脉来时不用医，必定倾危难救药（仲景云：代，阴也，得此脉者必难治也）。

第一百证　伤寒死候歌

伤寒死候要须知，泄而腹满大难医，舌本烂伤热不已（《千金》云：伤寒死候有九证，二曰泄而腹满甚者死，六曰舌本烂伤，热不已者死）。

汗后脉躁亦倾危（太素：热病已得汗，而脉尚躁，此阴极之脉也，死，千金云：伤寒已得汗，脉静者，生躁者死）。

汗出虽多不至足（千金云：汗出不至足者死）。

手循衣缝更何为（华佗云：病患手循衣缝者不可活）。

卵缩舌卷证候恶（华佗云：卵缩舌卷者必死）。

口张目陷不多时（华佗云：口如鱼，口不闭，目眶陷者皆死）。

赤斑五死一生在，黑斑十死更何疑（凡发斑者，热乘虚入胃，胃烂故也，赤斑出五死一生，黑斑出十死一生）。

两感伤寒最大忌，死期六日命难追（仲景云：热虽甚不死，若两感于寒而病者，必死）。